ARTHRALGIES

ET

DOULEURS ARTICULAIRES

ÉTUDE SÉMÉJOTIQUE

PAR

Th. DECAESTECKER,

Docteur en médecine de la Faculté de Paris,
Ancien chef de clinique chirurgicale de l'École de Lille,
Lauréat de l'École de Médecine (ter),
Interne des hôpitaux de Lille,
Médaille de bronze de l'Assistance publique.

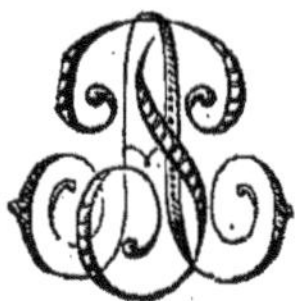

PARIS

A. PARENT, IMPRIMEUR DE LA FACULTÉ DE MÉDECINE

Rue Monsieur-le-Prince, 29 et 31

1875

ARTHRALGIES

ET

DOULEURS ARTICULAIRES

ÉTUDE SÉMÉIOTIQUE

ARTHRALGIES

ET

DOULEURS ARTICULAIRES

ÉTUDE SÉMÉIOTIQUE

PAR

Th. DECAESTECKER,

Docteur en médecine de la Faculté de Paris,
Ancien chef de clinique chirurgicale de l'École de Lille,
Lauréat de l'Ecole de Médecine (ter),
Interne des hôpitaux de Lille,
Médaille de bronze de l'Assistance publique.

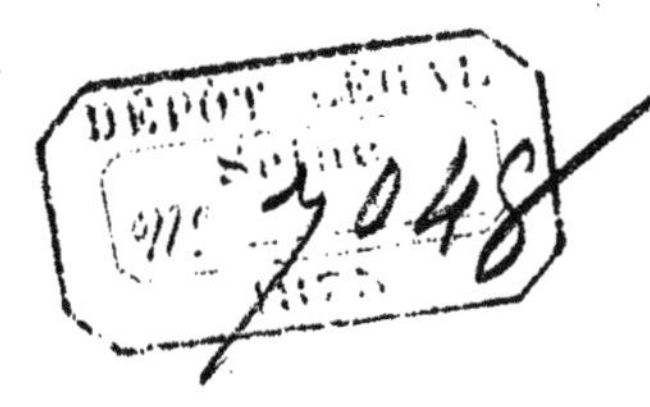

PARIS

A. PARENT, IMPRIMEUR DE LA FACULTÉ DE MÉDECINE

Rue Monsieur-le-Prince, 29 et 31

1875

ARTHRALGIES

ET

DOULEURS ARTICULAIRES

ÉTUDE SÉMÉIOTIQUE

Qui sufficit ad cognoscendum sufficit ad
sanandum.   (HIPPOCRATE).

INTRODUCTION.

Avant d'aborder l'étude qui fait le sujet de cette thèse, je crois utile de la faire précéder des quelques notions générales qui la dominent, et qui nous guideront dans le cours de ce travail.

Lorsque la maladie, une fois conçue malgré les résistances conservatrices de l'organisme, affecte le |système vivant, elle se réalise en une série d'actes anormaux, à caractère réactif, dont l'évolution met en jeu tantôt la vie nutritive, tantôt la vie de relation.

Dans certaines phlegmasies et fébri-phlegmasies, par exemple dans celles que l'on a appelées légitimes, les phénomènes se passent tout entiers au sein de la vie plastique, et se traduisent simplement par une fièvre synergique, une inflammation franche ; la maladie évolue d'une façon cyclique chez un organisme présentant, en général, un bon état des forces, et se termine par une crise commune qui se fait rapidement. La douleur n'est là qu'une conséquence presque mécanique de la fluxion des tissus.

Mais dans une autre classe de maladies aiguës qu'on a appelées catarrhales ou inflammations fausses, il apparaît, associé souvent au mouvement fluxionnaire, un second mode de réaction qui met en jeu la vie de relation, et se détermine par le système nerveux et musculaire. On voit surgir, au milieu d'une oppression des forces, des troubles d'innervation multiples, mobiles quelquefois si accentués qu'ils se montrent au premier plan de la scène pathologique, et que l'affection catarrhale semble, pour ainsi dire, se résumer en eux. La fièvre, au contraire, de franche qu'elle était tout à l'heure, prend un caractère rémittent, et la crise est lente, difficile, imparfaite. La vie plastique se subordonne à la vie de relation, et est dominée par elle.

Mais c'est surtout dans les maladies chroniques constitutionnelles que la vie nerveuse manifeste son action, tantôt par le spasme, tantôt aussi par la douleur, souvent par l'association de ces deux éléments. « Le système nerveux, dit M. Chauffard, est un et double. A l'état normal, il exprime ses actes par la sensibilité et le mouvement ; à l'état morbide, c'est par le douleur et le spasme.

En physiologie, comme en pathologie, nous trouvons donc la preuve de cette dualité dans une unité profonde.

Le sentiment provoque l'action, l'action le sentiment. Monneret a dit : Presque toutes les affections douloureuses sont des affections spasmodiques, et nous pouvons dire aussi tous les convulsifs sont des hyperesthésiés. »

(1) Chauffard. Cours de la Faculté, 1873-74.

Enfin, la douleur et le spasme trouvent leur plus haute expression dans les névroses. Ici, comme dans les diathèses, elles s'élèvent à la hauteur d'une maladie ne dépendant essentiellement que de la névrose elle-même. C'est la convulsion, c'est la névralgie souvent unies, quelquefois dissociées, comme nous le verrons dans le courant de cette étude.

Voici donc établie une forme de douleur qui peut se localiser dans une articulation, en revêtant les signes de la névralgie ou de l'hyperesthésie, que l'on peut séparer avec Monneret, selon qu'elle occupe le trajet d'un nerf, et qu'elle ait des points douloureux, ou selon qu'elle semble occuper un département plus ou moins étendu des dernières ramifications nerveuses, qui appartient au tissu au même titre que les ramifications capillaires sanguines. Mais il faut distinguer. Il y a une névralgie essentielle, celle du moins qui existe sans lésion appréciable et durable, il y a aussi une névralgie symptomatique qui ne se sépare de la première que par l'existence d'une lésion matérielle. Il ne faut pas la confondre non plus avec cet ensemble de phénomènes douloureux que Bonnet appelle des douleurs à distance, et qui se séparent aussi de la première par leur fixité et leur subordination à une lésion fixe elle-même, mais qui, tout en présentant un caractère paroxystique, n'ont pas la périodicité et l'intermittence qu'on y rencontre ; elles apparaissent comme un phénomène presque obligé de la lésion, et sont des pseudo-névralgies.

Entre ces deux sortes de névralgies, il faut placer les phénomènes sensibles qu'on a appelés réflexes et que M. Vulpian nomme des synesthésies. Ce sont les névralgies sympathiques. Ici encore, il y a une lésion provocatrice qui excite, par une manière d'induction nerveuse, la sensibilité des centres, et se manifeste encore par une réaction de même ordre que celle que nous étudions.

Il faut opposer à cette description celle de la douleur symptomatique. J'ai déjà fait comprendre ce qu'elle pouvait être, et il est inutile de beaucoup s'y arrêter.

La douleur existe à l'endroit de la lésion ; elle fait partie du cortége symptomatique, augmente et décroît comme les autres signes, et peut être souvent considérée comme le résultat de la compression produite par l'afflux du sang, ou une production néo-formatrice quelconque, bien que l'on sache qu'elle est plus forte dans l'inflammation que dans la congestion. Je n'insiste pas davantage,

Après avoir ainsi esquissé, dans ces quelques considérations générales, ce qu'il importait de savoir pour nous guider dans cette étude, je vais maintenant chercher à en faire l'application. Nous verrons que la douleur articulaire se rencontre fréquemment dans les maladies, et nous en trouverons la raison anatomique dans la description du tissu ligamenteux par M. Sappey, et les recherches récentes de Krause, Rauber et Nicoladoni, sur les synoviales.

DIVISION.

Quand on embrasse, dans un aperçu général, les différentes causes qui peuvent occasionner la douleur articulaire, il est facile de distinguer certains groupes parfaitement tranchés, et dont la délimitation se présente naturellement à l'esprit. Dans un premier groupe, sont rangées les douleurs qui tiennent à une lésion organique de l'articulation ; et dans ce cas, elles font partie du cortége inflammatoire, elles sont là comme à l'unisson des autres symptômes, quand il n'y a pas de complication ;

dans un second groupe, bien qu'il n'y ait pas de lésion organique, il est encore facile de trouver dans la constitution même du sang la cause de ce phénomène ; dans un troisième, le sang altéré, non plus en quantité ni en qualité dans ses éléments propres, mais altéré par un principe étranger à l'organisme, sera encore la source de ces accidents ; dans un quatrième, le poison morbide, au lieu d'être étranger à l'individu, aura été constitué par lui de toutes pièces, et enfin, dans un cinquième groupe, qui n'est pas le moins important, on ne trouve, pour expliquer les phénomènes douloureux des jointures, aucune cause organique qui puisse en rendre compte ; réaction vitale qui échappe encore à tout déterminisme physiologique et dont la vie seule a le secret. Voilà l'exposition, aussi succincte que possible, de l'ordre que nous allons suivre, et qui me paraît être le meilleur guide dans un travail de ce genre. Le chemin est long, et j'ai hâte de le parcourir. Nous passerons donc en revue :

Les arthralgies de cause organique.
— ischémique.
— toxique.
— dysémique.
— fonctionnelle.

I. ARTHRALGIES ORGANIQUES.

Toutes les lésions articulaires, à peu d'exceptions près, occasionnent de la douleur tantôt dans une, d'autres fois dans plusieurs articulations, et ces lésions elles-mêmes sont d'ordre médical ou d'ordre chirurgical. Il est ici encore de toute nécessité de diviser pour être clair, et de prendre une maladie type pour mieux comparer et juger. Cette maladie type, on le devine aisément, ce sera le rhumatisme articulaire, et nous pourrons ainsi étudier après lui le pseudo-rhumatisme, les arthropathies d'origine nerveuse ou pathogénétiques, les arthropathies diathésiques, et les artropathies d'origine traumatique ; ne perdant point de vue le terrain clinique sur lequel nous nous sommes placé, nous aurons soin de montrer et les similitudes, et les différences que cette étude va faire surgir devant nous.

Affections rhumatismales. — Le rhumatisme articulaire présente plusieurs formes, aiguë, chronique, noueuse, elles sont classiques.

Examinons d'abord quels sont les caractères de la douleur dans le rhumatisme aigu. Un homme vigoureux, mais dont la peau est fine et rosée, les cheveux blonds, qui cache, s'il m'est permis de m'exprimer ainsi, un tempérament sanguin sous une apparence lymphatique, est pris quelquefois avant, souvent après une fièvre vive, d'une douleur sourde, qui devient rapidement aiguë, et s'accompagne de symptômes fluxionnaires. Elle occupe le genou, les chevilles, les coudes d'une manière presque symétrique, envahit ainsi presque toutes les grandes articulations, abandonnant après quelques jours, trois, quatre jours, son premier lieu d'occupation pour y revenir après, présentant en un mot, pour employer l'expression de M. Hallez, cet erratisme dans le temps et dans le lieu qui est sa caractéristique propre.

Cette douleur, qui s'apaise pendant le repos, arrive à un degré d'acuité extrême pendant le mouvement communiqué et par la pression, elle augmente également pendant la nuit, et quand à la fièvre s'ajoute l'insomnie volontaire ou non du malade, elle jette celui-ci dans un abattement complet. Un caractère sur lequel il faut appeler l'attention d'une façon spéciale, est noté par M. le professeur Lasègue dans les thèses de ses élèves sur ce sujet. Quand on saisit la main et l'avant-bras, par exemple, et qu'on vient à presser l'une contre l'autre les surfaces articulaires, on ne détermine aucune douleur dans le poignet, si l'on a la précaution de ne pas faire mouvoir l'articulation, de même quand on frappe sur la plante du pied, on ne provoque aucune sensation douloureuse dans le genou, lorsque celui-ci est le siège de l'inflammation. Au contraire, sur le trajet des tendons, au-dessus et au-dessous, la douleur est toujours vive.

Ce signe appartiendrait à la forme fibreuse du rhumatisme, la forme véritablement aiguë, fébrile, et on comprend l'importance et les conclusions anatomo-pathologiques qu'il est permis d'en tirer. A la forme fibreuse, M. Lasègue oppose la forme séreuse, dans laquelle la douleur provoquée se fait alors sentir dans l'interligne articulaire.

Mais l'intensité de la douleur varie pour plusieurs causes. Tandis que chez tel malade, la rougeur, la chaleur, la tuméfaction marchent de pair avec la douleur, chez tel autre, dont le tempérament nerveux est plus développé, les souffrances seront beaucoup plus vives, et il ressentira comme dix ce que le premier ressentait comme un ; en un mot, d'après M. le professeur Chauffard, il semble que la vie nerveuse apporte et surajoute à la réaction de la vie plastique sa propre réaction. Il y a ici plus qu'un symptôme, il y a un nouvel élément de maladie. Au contraire, s'il apparaît chez un scrofuleux, le rhuma-

tisme est tenace, rebelle et aboutit à la tumeur blanche.
Les médecins des mines savent parfaitement que chez les
mineurs, hommes vieux à cinquante ans, le rhumatisme
articulaire, si fréquent chez eux, s'observe le plus souvent
affaibli, atténué, à l'état chronique, que la réaction est
faible, la fièvre presque nulle.

La douleur varie donc suivant le sujet ; elle varie aussi
suivant la constitution médicale : j'en trouve la preuve
évidente dans le remarquable rapport de M. Chauffard
sur la constitution, de 1862. «Le caractère général du
rhumatisme articulaire, dit-il, a été un manque d'accord
entre l'accès fébrile, souvent très-intense, et la fluxion
articulaire qui ne se montrait guère qu'à l'état subaigu,
affaibli, et à l'état de diffusion. Cette constitution médicale a eu un caractère général d'asthénie,» que l'on pourrait, d'après le même auteur, retrouver encore dans la
constitution stationnaire que nous traversons, et qui serait caractérisée par une réaction peu vive, une dépres-
sion des forces, qui, par suite, expliquerait l'inutilité
d'un traitement controstimulant.

Presque toutes les articulations peuvent être atteintes,
une seule peut être prise ; entre ces deux extrêmes on
peut établir les intermédiaires ; mais, en général, il faut
se méfier du rhumatisme mono-articulaire ; celui-là est
dépossédé du caractère clinique ordinaire ; il est fixe,
persiste longtemps, et aboutit quelquefois à l'ankylose.
Monneret l'a constaté une fois à l'articulation métatarso-
phalangienne. On comprend pourquoi je le cite ici. Sans
évolution cyclique bien définie, le rhumatisme ne peut
néanmoins se terminer à la façon des inflammations
franches ; mais on a vu quelquefois ce fait curieux. La
veille, vous avez laissé à l'hôpital le malade assez calme,

ses souffrances sont diminuées, le lendemain vous le trouvez délirant ou apoplectique. L'effort morbide s'est transporté sur la cerveau par une véritable métastase, ou il y a eu là une nouvelle manifestation rhumatismale qui obscurcit les signes de la première.

Enfin, la résolution peut être lente, et cette terminaison est la plus fréquente. Dominée par la diathèse, la douleur persiste, s'éternise dans les jointures et tous les observateurs savent combien sont pénibles la raideur articulaire ou l'endolorissement continu que le rhumatisme laisse à sa suite, et toutes les nuances de guérison qu'il comporte.

Quant à la terminaison par suppuration, il n'est pas un seul fait dans la science qui n'ait été à l'abri de toute contestation ; et par conséquent, quand chez un malade on verra survenir un état typhoïde avec douleur articulaire, il faudra suspendre son diagnostic et peut-être le rectifier. — Pour certains de ces faits, M. Quinquaud admet une maladie à physionomie spéciale, caractérisée par des lésions articulaires et phlegmoneuses, qu'il appelle maladie arthrito-phlegmoneuse se subdivisant en forme arthrito-phlegmoneuse, forme arthritique, forme phlegmoneuse ; il apporte à l'appui des observations personnelles et d'autres empruntées à Archambault et à Delioux de Savignac. Celle d'Archambault a été considérée comme un rhumatisme suppuré, celle de Delioux simulait de tous points la même maladie.

Le rhumatisme chronique succède au rhumatisme articulaire aigu, ou survient d'emblée. Il est caractérisé tantôt par des douleurs apyrétiques continues, tenaces, avec exacerbation augmentée par la pression, et aboutit quelquefois à la guérison, souvent à des déformations persistantes, analogues à l'arthrite sèche, tantôt par des accès de douleurs plus ou moins violentes dans l'intervalle desquelles le malade ne souffre pas, accompagnées de craquements articulaires et de raideurs qui témoignent encore de la lésion articulaire. On remarque facilement le trait de ressemblance qu'elle a avec l'arthrite séche, il en diffère par l'étendue plus grande de la localisation et l'intensité de douleur. En définitive, c'est une polyarthrite sèche dans laquelle l'étendue des lésions semble perdre en profondeur ce qu'elle gagne en généralisation. Cette forme est d'un diagnostic facile, et ce que nous avons dit suffit à son étude.

Le rhumatisme noueux présente trois formes, d'après M. Charcot: le rhumatisme articulaire chronique progressif, primitif ou secondaire, le rhumatisme partiel, les nodosités d'Heberden.

Le malade ou plutôt la malade ne souffre pas toujours, il y a une variété torpide dans laquelle les déformations seules réclament les soins du médecin, mais en face d'elle, il y a une autre variété de nouures siégeant, comme les premières, au niveau des petites articulations et occasionnant une douleur vive, superficielle, comparable à celle qu'excite une brûlure au premier degré, ailleurs térébrante, profonde, osseuse. Il s'ajoute de la douleur musculaire, celle qui est le fait des rétractions des organes actifs de la locomotion. La douleur est aiguë, mais elle est surtout continue, et présente des exacerbations nocturnes qui font songer à la syphilis, comme le remarque Requin, et varient avec les exacerbations atmosphériques. Elles augmentent par la pression et les mouvements et deviennent intolérables lorsqu'on cherche à fléchir les articulations affectées. Puis, d'autres articulations ne tardent pas à être envahies et la généralisation se fait avec plus ou moins de promptitude.

« Non seulement des mois, dit Sydenham, mais des années entières, que dis-je, toute la vie, le rhumatisme torture les malheureux malades, et le cas est fréquent, bien qu'alors la douleur n'affecte pas la même violence que dans la goutte, elle en a les paroxysmes et les périodes. Il peut même se faire, qu'après que les douleurs ont tourmenté le sujet pendant longtemps, elles disparaissent en le laissant perclus de tous ses membres pour le reste de la vie ; la maladie ne rétrograde jamais ; pas d'intermittences, mais seulement de courtes rémissions. Pendant tout la durée de la vie du patient, les nodosités s'accroissent en volume et gênent de plus en plus les mouvements. De nouvelles articulations sont envahies, sans qu'il en résulte un soulagement pour les douleurs préexistantes.

La malade, jeune et surprise pendant la période d'activité générale, peut alors être torturée pendant vingt, trente ans, jusqu'à ce que la tuberculisation l'emporte ou qu'il y ait un amendement dans l'intensité des symptômes locaux. Il y a des cas, rares en effet, où la douleur disparaît et où il ne reste qu'une malformation tolérée. Quand, au contraire, la femme tombe malade, au moment et peut-être à cause de la ménopause, les troubles morbides sont, en général, moins accusés. Le sexe masculin n'est pas à l'abri du rhumatisme noueux, et M. Vidal, dans sa thèse, s'est occupé spécialement de cette question, en appelant l'attention sur une forme particulière qu'il désigne sous le nom d'atrophique.

Quant au diagnostic, la vue seule l'établit ; « on peut le faire sur les dessins que M. Meillet a anexés à sa thèse. »

Il n'offre de difficulté que lorsqu'il y a un début rapide avec réaction inflammatoire, et s'attaque bientôt aux articulations des orteils (obs. 6 de M. Charcot). On ne confondra pas non plus avec la paralysie, bien que M. Trastour ait noté, dans trois faits de ce genre, un ensemble symptomatologique tel qu'on eût pu le croire au début d'un rhumatisme goutteux, qui, alors eut été asymétrique. Quand à la syphilis, les symptômes inflammatoires sont plus bénins, la douleur et le gonflement n'existent souvent que dans un point limité, et les douleurs spontanées sont plus vives que les douleurs provoquées (Requin). En outre, l'exacerbation nocturne est plus franchement accusée, si bien que, dans certains cas, l'intermittence est presque complète. Dans les cas douteux, il faut, comme le recommande M. Lasègue, faire l'examen chirurgical de l'articulation malade. C'est ce qui a permis à M. Jaccoud de décrire une nouvelle forme de rhumatisme chronique qu'il appelle la forme fibreuse.

L'arthrite sèche appartient-elle au rhumatisme? Colombel la décrit comme une maladie spéciale ; mais ce n'est pas l'opinion de MM. Charcot et Lasègue, et ce dernier auteur affirme avoir toujours vu, dans ces cas, des traces de la maladie dans les petites articulations. Quant à la douleur, l'arthrite sèche se présente ordinairement avec les caractères de l'hydarthrose, y compris parfois l'épanchement décrit par M. Dolbeau, et ici encore ce sera l'examen chirurgical qui pourra décider le diagnostic ; M. Colombel fait remarquer, en effet, qu'il existe toujours dans ces cas un côté plus déformé que l'autre. Pour le genou, par exemple, c'est le côté interne qui est le plus souvent le siége de la déformation. A la hanche, ce moyen ne peut être employé, et l'erreur est plus facile de croire à une arthrite sèche quand il n'y aura qu'une sciatique chronique. Dans d'autres circonstances, la présence d'ostéophytes peut donner à la douleur un caractère de spontanéité et de violence qui permettent de la distinguer facilement, et nous font alors rechercher la présence de corps étrangers.

Quand aux nodosités d'Héberden, elles se distingent par leur siége au niveau des articulations des phalangettes; l'invasion peut se faire par accès, comme dans la goutte, elles ne gênent pas beaucoup ceux qui en sont atteints, mais elles sont néanmoins intéressantes pour l'observateur, parce que, dit M. Charcot, elles révèlent un état constitutionnel qui n'est autre que la diathèse rhumatismale.

On rencontre, chez certains sujets, un syndrôme particulier composé, d'une part, d'hémorrhagies cutanées affectant tantôt la forme de taches pétéchiales, tantôt d'ecchymose, et d'autre part, de douleurs articulaires accompagnées de tuméfaction et quelquefois de fièvre, voire même de phénomènes cérébraux (Obs. de Neucourt, — Société médicale des hôpitaux). Ces faits ont reçu des interprétations diverses; les uns les ont considérés, et M. Dubois de Châteauneuf le premier, comme des manifestations de l'hémophilie, d'autant plus qu'il y a parfois une alternance remarquable entre les hémorrhagies et les phénomènes articulaires, et que, comme le dit M. Tardieu, dans les Archives de 41, il vient naturellement à l'esprit de penser que l'hémorrhagie, au lieu de se faire à la peau, se fait dans les articulations et qu'alors l'inflammation qu'elle détermine dans la synoviale se révèle et par la fièvre et par les douleurs articulaires, même simplement par de la tuméfaction, selon la réaction du sujet et le moment de l'épanchement. Ne voit-on pas, dans les cas de fracture de cuisse, une arthrite analogue survenir dans le genou, par le même mécanisme, ainsi que le démontre M. Gosselin. A ce titre, l'observation que donne l'auteur que nous venons de citer, rappelle une observation des plus curieuses où, à des intervalles divers, on voit noter le diagnostic arthrite, hydarthrose, phlegmasie, rhumatisme, engorgement du genou, purpura, scorbut, hémophilie.

Les autres les ont regardé comme un rhumatisme à forme hémorrhagique chez des saigneurs. C'est l'avis de M. Constantin Paul, et c'est ce que cherche à démontrer M. Simon dans sa thèse de 1874. M. Paul place dans une seconde variété de rhumatisme ce qu'il appelle le rhumatisme à forme scorbutique. Ce sont les faits dans lesquels, en dehors de toute diathèse hémophilique, on rencontre des hémorrhagies intra-articulaires occasionnées par l'inflammation rhumatismale, et des taches de purpura sur la peau. M. Paul les considère ainsi parce qu'il y a eu de l'érythème noueux auparavant, parce qu'on ne trouve pas de suppuration dans la jointure. Et il apporte des observations à l'appui, dont quelques-unes sont invoquées également par M. Tardieu pour défendre son opinion. Mais il semble résulter des observations que si quelques-unes sont réellement des cas de rhumatisme avec purpura (dans l'observation de M. Paul il y eut ensuite anasarque et albuminurie), il est au moins permis pour les autres de suspendre son jugement, avant d'en faire des rhumatismes à forme hémorrhagique. Je n'en veux d'autre preuve que l'histoire de Pierre Léonard, dont M. Tardieu nous a laissé la relation et le caractère de la douleur, atroce parfois, ou subaiguë ou nulle.

Il reste à décider si, dans les cas del a première espèce, l'hémorragie était liée au scorbut, ou au purpura, ou à une sorte d'hémophilie acquise pendant l'exercice des diathèses. D'après M. Sée, l'exsudation même du sang dans la jointure dénoncerait le scorbut. Willis a, depuis longtemps, distingué des douleurs articulaires du scorbut une sorte d'arthrite véritable propre aux scorbutiques, et jouissant de la mobilité rhumatismale. Ils méritent donc le nom de rhumatismes à forme scorbutique que lui donne M. Constantin Paul.

Goutte. — A côté du rhumatisme, il faut placer la goutte, seconde branche d'un même tronc, d'après M. Pidoux, bien qu'au point de vue séméiotique elles se présentent sous un aspect complètement différent. La goutte affecte, dans sa forme régulière (Garrod), les articulations et cela d'une façon aiguë ou chronique. Je ne décrirai pas cette série d'accès nocturnes, violents, paroxystiques d'une attaque de goutte aiguë, qui torturent le malade pendant dix, quinze jours. Il faut lire soi-même dans les ouvrages de Sydenham, Garrod, Trousseau, la remarquable description qu'il ont tracée et qu'on ne peut résumer sans dommage. Remarquons seulement, avec l'auteur anglais contemporain, que la douleur est plus vive que celle produite par une violence extérieure et d'un genre spécial; dès 1851, à la Société médicale des hôpitaux, M. Vigla avit déjà attiré l'attention sur ce fait que la douleur n'offre pas les mêmes caractères que dans le rhumatisme. D'après lui, les sensations douloureuses des goutteux sont plus variées, et il est un point de l'articulation plus douleureux que les autres, point fort variable et qu'il faut chercher. De plus, dans la goutte, l'immobilité du membre ne calme pas la douleur autant que dans le rhumatisme. Gendrin et M. Charcot ont confirmé ce fait. Dans la discussion qui eut lieu à ce même sujet, M. Guérard cita l'histoire d'un rhumatisant depuis son enfance et affecté de goutte. Sous l'influence des moindres variations atmosphériques, il voit reparaître sa douleur rhumatismale; mais lorsque ses urines contiennent de l'acide urique, il ressent alors des douleurs articulaires spéciales, dont il apprécie parfaitement la différence, et qui disparaissent au bout de quelques jours d'un régime convenable.

Ordinairement, c'est le gros orteil qui est pris, mais qu'une articulation ait été antérieurement le siége d'une entorse, par exemple, voire même d'un rhumatisme articulaire aigu, et l'on pourra alors assister au développement de l'attaque dans cette jointure altérée, sans affecter les articulation du gros orteil, ainsi que Garrod et MM. Charcot et Ollivier en citent des exemples.

D'autres fois, la douleur, au lieu d'occuper seulement le gros orteil devient polyarticulaire, ne siége pas au gros orteil, et permet de croire alors à l'existence d'un rhumatisme articulaire aigu ; M. Gigot Suard en cite un exemple où il y avait en même temps érythème noueux: c'est ce qu'on appelle goutte généralisée aiguë. C'est surtout dans ces cas qu'il faut chercher, en dehors des caractères de la douleur, et par le procédé du fil, la présence de l'acide urique et ne pas négliger l'examen de l'oreille externe. A une première attaque de goutte en succède une seconde, puis une troisième, d'une façon presque périodique, sans amener dans l'exercice du mouvement une gêne sérieuse. Mais quelquefois, il s'y produit, dès les premières attaques, des tophus qui ne sont point irritants par eux-mêmes, mais le sont mécaniquement par leur volume, leur forme, leur situation, comme le seraient des corps étrangers, et le sont même assez pour occasionner souvent des douleurs à peu près constantes, et déterminer un état goutteux habituel qu'on appelle la goutte fixe (Chauffard).

D'autres fois, c'est la roideur ou l'ankylose fibreuse de jointure qui succède à l'attaque. La douleur a disparu, il ne reste qu'une gêne plus ou moins grande, conséquence de cette malformation tolérée.

Par sa nature même et par le retour des causes occasionnelles, la goutte aiguë, quand elle ne l'est pas primitivement, devient chronique. Les accès se répètent, en perdant de leur violence, mais en augmentant de ténacité ; la douleur, moins vive que dans le premier cas, devient continue et gagne les autres articulations ; l'attaque dure des mois, et même toute l'année, à l'exception de deux ou trois mois en été. Alors surtout viennent s'ajouter les douleurs mécaniques produites par les rétractions fibreuses et les tophus, ainsi que par l'inflammation qu'ils occasionnent ; inflammation qui, pour le dire en passant, n'aboutit que bien rarement à l'abcès. Le goutteux, comme le rhumatisant, ne sait pas suppurer, du moins c'est une rare exception : quand cela arrive, on a affaire plus à un cachectique qu'à un goutteux.

Nous verrons plus loin que quand l'organisme manque de réaction, quand celle-ci est imparfaite, on voit se manifester des troubles divers, et en particulier ceux du système nerveux de la goutte irrégulière.

Garrod, MM. Charcot, Bucquoy, Lancereaux ont étudié

une espèce de goutte qui survient chez les saturnins ; elle n'offre aucun caractère spécial, que le peu d'intensité relative de la douleur, mais il faut savoir qu'elle peut survenir avant la colique ou toute autre manifestation saturnine, comme M. Hérard en cite un exemple dans *l'Union médicale*. Disons en passant que la thèse de Manouvriez cite une observation, recueillie dans le service de M. Lorain, d'arthrite d'origine probablement saturnine, qui s'est présentée dans les mêmes circonstances de début, et que je rappelle ici, bien qu'on ne note pas l'examen humoral. Mais ordinairement, la goutte survient après les accidents de la première période, et est comme le prélude, des phénomènes encéphalopathiques. L'intéressante observation de M. Lancereaux, dans les Archives de médecine, est une des plus instructives.

Affections rhumatoïdes. — Il y a toute une classe de manifestations articulaires qui surviennent dans le cours de diverses maladies, telles que la blennorrhagie, les affections de l'utérus, la scarlatine, la variole, la fièvre typhoïde, la dysentérie, ou dans le cours de l'état puerpépal ; ces manifestations, les uns les ont appelées rhumatismales, les autres arthrites symptomatiques, tandis que la plupart des observateurs les ont distinguées selon qu'ils les croyaient en rapport ici avec l'élément rhumatismal, là avec une infection spéciale du sang. Certes, et surtout pour la blennorrhagie, les opinions sont tranchées, et entre M. Peter qui dit : la blennorrhagie réveille le rhumatisme, qui a pu être latent jusque là, et M. Thiry, qui n'y voit qu'une coïncidence, on ne peut rien trouver de plus accentué. C'est que les faits prêtent facilement à des interprétations diverses, et que le pied manque quand on aborde le terrain du rhumatisme. S'il m'était néanmoins permis de choisir le maître sur la parole duquel je devrais jurer en cette circonstance, je dirais avec MM. Lorain et Tixier : il y a bien là des accidents à forme rhumatismale, je n'y vois pas la diathèse ni la cause qui l'engendre. C'est donc le plus souvent à une arthrite blennorrhagique rhumatoïde que l'on a affaire ; c'est quelquefois au rhumatisme, puisqu'un simple coup peut le faire éclater chez un sujet prédisposé. Mais, même chez un sujet prédisposé, si l'argumentation de Grisolle à propos des faits de Rollet est vraie, on devrait conclure que, tantôt la prédisposition, tantôt la blennorrhagie, provoquent ce soulèvement pathologique. On peut dire, en général, que par le fait de la maladie, qui peut varier, blennorrhagie, métrite, scarlatine, état puerpéral, l'organisme se trouve dans un état tel qu'il peut, en dehors de toute prédisposition diathésique, créer une série d'états pathologiques similaires, sinon semblables au rhumatisme diathésique, dépendant en apparence de la suppression ou de la perversion des fonctions nommées de dépuration, la peau, l'appareil urinaire, et aussi peut-être la menstruation. Ces états rhumatoïdes emprunteraient, à la cause dont ils dérivent, un cachet spécial d'apparition et de phénoménalité dont je dois m'occuper maintenant. L'arthrite blennorrhagique se présente sous la forme mono-articulaire, siége ordinairement au genou, et s'accompagne de douleurs modérées, peu augmentées par la pression, permettant quelquefois de marcher ; et l'on a pu spirituellement dire que si la douleur de la goutte se différenciait de la douleur rhumatismale par un tour d'é-tau en plus, la douleur de l'arthrite blennorrhagique se séparait de celle du rhumatisme par un tour d'étau en moins. Mais si elle est moins vive, elle se perpétue dans la jointure et, dans certains cas, fait craindre l'anky-lose, quand le gonflement qui l'accompagne a disparu. Plus rarement, les accidents articulaires ne se manifestent que sous la forme goutteuse, noueuse ou simplement arthralgique ; ce sont là les formes rares décrites par M. Fournier. Dans un cas de M. Lorain, le nom de goutte fut prononcé par tous les assistants. Il ne faut pas ignorer que le cathétérisme a été accusé de produire cet état rhumatoïde, mais les faits qu'on a cités relèvent plutôt de la septicémie. C'est l'opinion que M. Féréol émet dans sa réponse à M. Fournier qui lui disait : « Donnez-moi une sonde, et je vous ferai un rhumatisme. »

Je rapprocherai de la blennorrhagie la dysentérie, dont l'arthrite présente les mêmes caractères, d'après M. Huette, qui la considère comme une véritable inflammation, mais qui ajoute cette restriction, qu'elle subit cependant l'influence des constitutions médicales épidémiques plus ou moins prononcées, et qu'elle est plus souvent aussi polyarticulaire. C'est que, en effet, les faits commandent d'être plus réservé à son égard. Si vous lisez en particulier les épidémies de dysentérie, vous observez coexistant ensemble des faits de dysentérie, de rhumatisme et des maladies composées, par une sorte d'affinité morbide, comme dit Stoll, des phénomènes dysentériques et rhumatismaux. C'est ce qu'on observe dans les épidémies dont Zimmermann, Lepecq de la Clôture, Stoll, Thomas, de Tours, ont laissé la relation ; d'où il résulte qu'on aurait affaire ici à un véritable rhumatisme, auquel certains auteurs, Hufeland et Sydenham entre autres, ajouteraient l'épithète de catarrhal. Le rhumatisme scarlatineux affecte aussi une allure bénigne et lente, et siége surtout au poignet. Pourtant, dans le fait de **M.** Pidoux, qui a le premier appelé l'attention sur ce sujet, la scarlatine fruste laissait apparaître au premier plan les phénomènes articulaires. Dans la variole, on voit aussi apparaître le rhumatisme subaigu, mais plus souvent, il survient des arthrites purulentes dont le caractère les rapproche complètement de la pyohémie.

Dans la fièvre typhoïde, on a décrit une forme monoarticulaire et une polyarticulaire. La première serait une complication primitive de la maladie, et surviendrait dans les premiers jours, tandis que l'arthrite polyarticulaire serait secondaire et pyohémique (Volkmann).

M. Gouraud cite l'observation d'une fièvre typhoïde qui se jugea par des selles abondantes, des sueurs générales et des douleurs rhumatismales qui envahirent le poignet gauche, puis l'épaule et le poignet droits : la cessation de douleur indiqua le début de la convalescence, qui marcha ensuite sans encombre et rapidement. D'après cet observateur, il y aurait donc des rhumatismes critiques, comme le soutenaient les anciens, et comme le voulait Baillou, qui les divisait en rhumatismes symptomatiques et en rhumatismes critiques. Je me borne à le rappeler.

Pendant la grossesse, l'état puerpéral et l'allaitement, les manifestations rhumatoïdes n'offrent en général que peu de réaction douloureuse. Ce sont des arthrites subaiguës, qui sont chroniques et aboutissent à l'ankylose. Après leur disparition, il reste des douleurs vives qui tiennent aux épaississements et aux raideurs des ligaments. Il ne faut pas les confondre avec les accidents de la pyohémie.

Dans ces affections rhumatoïdes, il ne faut pas oublier que l'organisme peut créer des espèces mixtes partageant le désastreux bénéfice soit de la syphilis, soit de la scrofule. Il ne faut pas d'ailleurs davantage confondre ces faits avec les arthrites morveuses, purulentes, etc., qui sont pour ainsi dire inhérentes à la maladie primitive et son symptôme habituel.

Affections pyohémiques. — Il y a donc des arthrites rhumatismales et des arthrites rhumatoïdes, et il y a des arthrites pyohémiques. Ceci m'amène à parler de la douleur articulaire, de l'infection purulente. Celle-ci survient avec ou sans traumatisme. Dans ce dernier cas, elle peut succéder à une endocardite ulcéreuse, dont on a fait une forme pyohémique, à l'aortite suppurée, à des phlébites, et à des lymphangites, qui sont le trait d'union avec les infections purulentes traumatiques. Mais, à côté de ces faits, en existent d'autres où l'on n'a pas trouvé de lésions ; parce que, disent les uns avec M. Béhier, on n'a pas bien cherché ; parce que, disent les autres, il n'y en a pas, et que alors même qu'il y en aurait, elles doivent être regardées comme secondaires, et le résultat de la fièvre purulente dont M. le professeur Chauffard s'est fait le défenseur. Et il range sous le nom de fièvres purulentes toute manifestation de la pyohémie, depuis la forme commune et curable jusqu'à la forme maligne et funeste.

Il est certain qu'il y a des faits où, après avoir bien cherché, on n'a rien trouvé ; mais ces cas sont excessivement rares, et l'on a vu plus d'un anatomo-pathologiste sur le point de rejeter le scalpel, ouvrir d'un dernier coup un vaisseau suppuré. Quoi qu'il en soit, sans

perdre de vue le terrain clinique, il faut distinguer trois
sortes de faits. Une première, où les suppurations articulaires se font silencieusement ; une deuxième, où il y a
épanchement de pus avec phénomènes inflammatoires
réactifs ; et une troisième où survient ou préexiste un état
typhoïde, et l'adynamie provoquée par les travaux excessifs, les privations, la misère et une hygiène mauvaise.
Dans le premier cas, on ne découvre la lésion que par les
moyens physiques ; dans le second, l'infection purulente
a toutes les allures du rhumatisme, avec un état sthénique
des forces, et déroute le médecin. Le troisième cas prête le
moins à l'erreur, et M. le professeur Lasègue pose
comme règle que, lorsque des douleurs articulaires co-
existent avec un état typhoïde, il y a toujours tendance à
la suppuration (Savreux-Lachapelle). Il faut alors remon-
ter à la source de la suppuration, et on a vu tout à
l'heure qu'elle pouvait se rencontrer dans des circonstances nombreuses et différentes. L'une d'elles mérite
une mention spéciale, je veux parler des abcès critiques.
M. Chauffard, en effet, considère que parfois on a observé
des suppurations isolées ou multiples s'effectuer comme
par un besoin de décharge, dirait Baumès, dans différentes
parties du corps qui semblaient juger la maladie dans le
cours de laquelle ils apparaissaient. Je n'ai pas la pré-
tention d'élucider ici ce point de doctrine, je ferai simplement remarquer que MM. Broca et Verneuil ont constaté que, dans certains cas d'infection purulente, une
amélioration sensible coïncidait avec l'apparition de la
suppuration.

Quant à l'infection putride, elle offre ce caractère dif-
férentiel de s'accompagner moins souvent de douleur articulaire que l'infection purulente (Ledentu).

Pseudo-rhumatismes. — Sous l'inspiration de son maître, M. le professeur Gubler, M. Powell a démontré l'existence d'une forme spéciale d'inflammation polyarticulaire, survenant dans le cours de la diathèse tuberculeuse bien distincte, et du rhumatisme articulaire, et des
névralgies, et aussi de l'arthrite tuberculeuse décrite par
M. Roux, et qu'il a désignée pour cette raison pseudo-
rhumatisme articulaire. Par son apparition avant les
symptômes pulmonaires, elle offre un intérêt tout spécial
à l'étude. Le malade souffre d'abord pendant la marche,
puis à la pression et pendant le repos, sans pourtant être
forcé d'interrompre son travail ; progressivement, lentement, les phénomèes s'accentuent ; les jointures se prennent successivement ; les poumons sont envahis par la
tuberculose, quand ils ne l'étaient pas primitivement, et la
mort survient dans la plupart des cas. M. Powell insiste
surtout sur la bénignité toute particulière du symptôme
fonctionnel. Les malades, dit-il, peuvent se lever et marcher, bien que dans un cas la maladie ait l'allure d'un
rhumatisme franchement accusé ; en définitive, c'est du
rhumatisme chronique qu'il faut le différencier, et par
ses antécédents, et par l'existence antérieure d'une attaque aignë, ou sinon par la préservation complète des
petites articulations. Nous verrons plus loin que ce
pseudo-rhumatisme peut être simplement constitué par
de l'arthralgie fixe ou vague, semblable en cela à une des
formes si variées que présente également la maladie
rhumatismale.

La syphilis peut aussi revêtir les apparences, la physionomie du rhumatisme vulgaire, et c'est à l'ensemble
symptomatique que M. Fournier a donné le nom de
pseudo-rhumatisme syphilitique. Et le tableau peut ici se

présenter d'une manière complète. Car aux phénomènes locaux peuvent venir s'ajouter des phénomènes généraux identiques dans les deux cas, comme la fièvre, les sueurs, l'insomnie, la céphalalgie, tellement que M. Fournier avoue avec une parfaite bonne foi qu'il s'y est mépris tout le premier. Lorsqu'ainsi la fièvre syphilitique vient à coïncider avec les accidents articulaires, on ne peut éviter l'erreur qu'au prix d'une investigation minutieuse, ayant pour objet d'établir si les phénomènes fébriles et les accidents articulaires se sont produits d'une façon corrélative ou indépendante, si ces derniers accidents se sont ou non développés chez un sujet rhumatisant et sous une influence rhumatismale actuelle, s'ils affectent le caractère des arthropathies plutôt que celle du rhumatisme vulgaire et coïncidant avec quelque manifestation de même ordre, mais de nature franchement syphilitique.

Il y a une maladie chirurgicale qu'on peut facilement confondre avec le rhumatisme articulaire aigu ; c'est celle que Roser a nommé inflammation pseudo-rhumatismale des os ou des articulations, et dans laquelle M. Gosselin décrit une période médicale : je veux parler de l'ostéo-périostite épiphysaire aiguë, l'ostéo-myélite de M. Chassaignac. C'est en effet un des principaux caractères de cette maladie, que sa tendance à attaquer plusieurs parties du squelette à la fois, et dans une observation de ce dernier chirurgien, tout un côté est pris. Au milieu de phénomènes généraux graves, le malade, l'adolescent se plaint, au niveau de l'articulation, d'une douleur extrêmement vive, que Crampton appelle excruciante, tant cette douleur est forte et ressemble à celle du panaris, s'exaspère pendant la nuit; mais si l'on a présente à l'esprit la possibilité de cette ostéo-myélite, et qu'on recherche plus attentivement le caractère de la douleur, on voit que c'est non dans la jointure, mais un peu au-dessus ou au dessous que la douleur est prédominante, fixe, augmentant à la pression, térébrante ; de plus, on peut souvent, par de légers mouvements imprimés au membre malade, déterminer l'état d'intégrité de la jointure. C'est grâce à ce signe, que nous avons pu voir M. Giraldès reconnaître et fixer le diagnostic et un traitement immédiat chez le nommé Michel Traven. Pourtant, il ne faudrait pas croire que l'erreur fût impossible. M. Larcher, dans ses annotations de Holmes, cite un fait de ce genre où il était impossible de l'éviter. Il en sera de même chaque fois que le pus aura envahi l'article, ou que, d'après Savary, l'ostéo-périostite qu'il appelle ostéite aiguë chez les adolescents, occupera certaines articulations, comme le coude ou la hanche, se fondant sur ce fait d'anatomie normale que la diaphyse de l'humérus, à sa partie inférieure, et celle du fémur, à sa partie supérieure, plongent complètement dans la synoviale articulaire, et qu'alors l'ostéite doit s'accompagner d'emblée d'une arthrite aiguë, d'autant plus que le périoste intra-articulaire est moins épais. Pourtant, pour le fémur, M. Nicaise a cherché à l'établir en disant, avec Erichsen et Ollier, que dans l'ostéite de la tête du fémur, la douleur existe surtout au niveau du pli inguinal.

L'ostéite épiphysaire lente et non suppurée a été aussi étudiée par M. Gosselin, qui a donné de la douleur les caractères suivants. Toujours assez modérée, elle augmente pendant la marche, et s'exagère à la fin de la journée, et par la fatigue, disparaît par le repos en un ou deux jours ; elle occupe les deux genoux et les chevilles, s'accompagne parfois de tuméfaction, qui disparaît promptement; mais elle peut aussi, chez les individus surmenés, aboutir à la tumeur fongueuse et à l'ankylose. Il est utile par conséquent de la distinguer des douleurs de croissance, si ces dernières ne sont pas, comme il semblerait, l'expression de l'ostéo-périostite de forme particulière.

Arthropathies d'origine nerveuse ou pathogénétiques. — Les expériences physiologiques, et les observations pathologiques qui datent de cette époque ont montré combien était grande l'influence du système nerveux sur les phénomènes de nutrition, et ce n'est pas sans raison qu'on a pu opposer à la définition de l'homme donnée par le philosophe celle du médecin : l'homme est véritablement un système nerveux servi par des organes.

Depuis que J. Mitchell eut appelé l'attention sur le trouble articulaire du mal de Pott, que Scott, Alison et Brown-Séquard eurent signalé l'arthrite des hémiplégiques, que M. le professeur Charcot eut découvert les arthropathies chez les ataxiques, et qu'enfin dans un traité de lésions nerveuses Weir Mitchell, Morehouse et Keen eurent surtout mis en saillie les altérations consécutives au traumatisme des nerfs, des travaux nombreux ont été publiés sur cette question. Beaucoup sont sortis de l'école de la Salpêtrière, et c'est dire combien la science est redevable sur ce point à l'éminent professeur d'anatomie pathologique. C'est dans ses ouvrages et les thèses de ses élèves que nous avons puisé en grande partie les matériaux de cette étude. Toutes ces lésions ont pour caractère commun d'être un épiphénomène d'une maladie du système nerveux, mais épiphénomène dont l'importance est immense si l'on veut bien parcourir quelques-unes des observations qui ont été publiées et en tirer les considérations cliniques qu'elles comportent. Par le fait même de cette subordination, on peut les appeler des arthropathies pathogénétiques, si toutefois l'on admet la théorie du Brown-Séquard, pour qui il y aurait non pas absence d'action, mais action morbide, une véritable irritation du système nerveux qui les provoque. Or parmi ces arthropathies pathogénétiques, il en est qui tiennent aux maladies du nerf, d'autres de la moelle, et les troisièmes du cerveau. Notre plan est naturellement tracé.

A la suite d'une section le plus souvent incomplète, quelquefois complète d'un nerf, il apparaît rapidement, parfois dès le troisième jour et dans le département innervé par le nerf blessé, une tuméfaction peu considérable des jointures, et une sensibilité extrême aux moindres attouchements. Les articulations d'un doigt, d'une main, de tout un bras peuvent être atteintes et alors les mouvements spontanés ou provoqués produisent des douleurs excessives. Pendant un temps plus ou moins long, quelquefois des mois entiers, la jointure reste raide, l'ankylose peut s'établir. Le tableau qu'en trace M. Weir Mitchell ressemble tellement au rhumatisme que, d'après lui, il serait convenable de ne pas poursuivre une tentative de diagnostic inutile. Bien plus, Weir Mitchell a vu, dans le service de Brinton, un homme chez qui une affection articulaire généralisée se rattachait au froissement du nerf du bas par une laxation de l'humérus, ou par les manœuvres de la réduction.

Souvent, avons-nous dit, la douleur des affections articulaires est excessive et défie, pendant plusieurs mois, toutes les tentatives thérapeutiques; le repos seul peut en avoir raison. Mais il est un point sur lequel les auteurs américains insistent tout particulièrement en différents endroits de leur livre, c'est la sensation de brûlure qu'éprouve le malade, la causalgie qui occupe une partie plus ou moins grande du territoire cutané, et qui dépend de l'état luisant de la peau, c'est-à-dire d'un état morbide lui-même. La causalgie siége surtout au pied et à la main, et se voit surtout dans les blessures par armes à feu. En règle générale, il y a donc de troubles trophiques concomitants; mais quelquefois aussi l'arthrite neuro-traumatique existe seule, comme dans la trente-cinquième observation de Mitchell publiée dans la thèse de Mougeot, dans laquelle on peut lire un grand nombre d'observations très-intéressantes. Quand, à la suite d'une blessure, on note ainsi ces troubles trophiques, il suffit pour ainsi dire de connaitre l'existence de celte corrélation pathologique pour faire son diagnostic; mais il faut savoir qu'on les a vus survenir dans la névrite aiguë et chronique. M. Duméril a cité des faits analogues dans le cours d'une névrite chronique, et ils sont insérés dans la gazette hebdomadaire de 1866. Le Dr Churchill rapporte un cas d'abcès de la gaîne du plexus brachial, avec désordres articulaires simulant tellement un rhumatisme subaigu de l'épaule ou du coude, qu'on prescrivit le traitement alcalin; ce n'est qu'au bout de quelque temps que l'abcès apparut à l'aisselle et expliqua les accidents (Gaz. méd. 1872).

Il est donc prouvé aujourd'hui que les blessures, et les lésions de toute sorte qui atteignent les nerfs sont susceptibles de développer, dans les jointures, un état inflammatoire subaigu, et tellement semblable au rhumatisme que l'examen clinique peut à peine les différencier. Mais ce n'est pas seulement dans les maladies des nerfs périphériques que ces troubles articulaires s'observent, mais encore dans certaines lésions de la moelle épinière, primitives ou consécutives aux maladies des enveloppes; et ces faits ne le cèdent en rien à ceux qui précèdent, surtout au point de vue thérapeutique.

Chaque fois que, selon M. Charcot, les cellules motrices de la moelle seront le siége de la détermination morbide de nature irritative, des arthropathies pourront se dévevopper. Ainsi, tandis que dans la sclérose fasciculée latérale, la sclérose en plaques, les scléroses diffuses les membres seront à l'abri de tout trouble nutritif, au contraire dans la myélite aiguë générale (cas de Lannelongue), dans la myélite aiguë centrale, dans l'hématomyélite, dans les plaies de la moelle (cas de Weir Mitchell, Viguès, Joffroy et Solmon), dans l'atrophie musculaire protopathique (cas de Liouville), le travail morbide retentira sur les articulations. De même quand le travail morbide gagnera la partie antérieure de la moelle, comme cela à lieu dans l'ataxie, et la sclérose en plaques, quand aussi les lésions des enveloppes auront déterminé secondairement une inflammation de la moelle elle-même, on pourra voir apparaître les fausses arthrites comme les appelle Remak.

Ces arthropathies pathogénétiques peuvent revêtir des formes diverses : ou bien elles ont une marche aiguë ou subaiguë; la tuméfaction et la rougeur coïncident avec une douleur plus ou moins vive qui augmente à la pression et par le mouvement, et simule tellement le rhumatisme, que J. Mitchell s'est cru en droit d'établir l'originale théorie que l'on connait. Etudiées spécialement par Couyba, Michaud et Tripier, dans leurs thèses sur les troubles trophiques consécutifs aux lésions traumatiques de la moelle et des nerfs, et sur le mal de Pott tuberculeux et

cancéreux, ces phlegmasies articulaires sont aussi situées
dans le domaine de la moelle lésée ; là elles apparaissent
de bonne heure, et le moindre attouchement suffit pour
faire pousser des cris au malade. Il y a un gonflement
osteitique des extrémités osseuses, et de véritables nodosités sur les jointures; les ligaments se distendent et alors
la douleur diminue pour faire place aux subluxations ou à
une raideur incomplète. Ordinairement plusieurs articulations sont prises, mais on peut en voir aussi une seule
présenter tantôt la sensibilité de l'arthrite aiguë, tantôt
l'indolence de l'hydarthrose.

Michaud surtout insiste dans sa thèse sur cette variabilité dans les phénomènes symptomatiques, variabilité
dont le principal exemplaire existe dans l'ataxie locomo-
trice. Les observations d'arthropathies se sont tellement
multipliées depuis le travail de M. Charcot qu'elles ne se
comptent plus. A part deux cas où la réaction s'est montrée
assez vive, un cas de M. Bouchard, et un autre de M. Ball,
la douleur a toujours été nulle, le malade ne souffre pas
du tout, et laisse le médecin examiner sa jointure sans
manifester le moindre signe de souffrance. Les articulations qui sont le plus souvent prises sont les genoux et
l'épaule droite; on y constate le signe de l'hydarthrose ou
de la carie sèche, tantôt avec hypertrophie, le plus souvent
avec atrophie osseuse, accompagné au début du gonflement de tout le membre. Dans une observation de
M. Charcot, le genou avait l'aspect qu'il offre dans la tumeur
blanche. Elles présentent tantôt la forme bénigne, tantôt
la forme maligne (Forestier). Enfin l'arthropathie de
l'ataxie présente ce dernier caractère qu'elle se localise à
une articulation, deux tout au plus, l'arthropathie n'existe
pas dans la pachyméningite hypertrophique d'après

MM. Charcot et Joffroy. Nous avons eu l'occasion de constater également ce fait chez un malade de la clinique, pendant la suppléance de M. Ball. Mais il est un point sur lequel il est nécessaire d'appeler l'attention, c'est que ces différents troubles trophiques, quelle que soit la forme qu'ils revêtent, arthrite aiguë, hydarthrose, tumeur blanche, carie sèche, peuvent apparaître les premiers, ou dissimuler par leur présence les autres symptômes de la maladie. « Il ne s'agit point ici comme dit M. Ball, de satisfaire la curiosité des savants, les praticiens expérimentés peuvent aussi tirer un profit réel de la connaissance de cette maladie. » C'est, dans un cas de ce genre, que M. Ball a pu épargner l'amputation de la cuisse à l'un de ses malades.

Et ce fait n'est pas unique. M. Michaud, dans sa thèse, cite une observation de jeune fille affectée de mal de Pott lombaire, chez laquelle des douleurs dans le genou gauche et le coup de pied avec gonflement de la jointure furent un des premiers symptômes de l'affection spinale. Dans une observation de Forestier, l'arthropathie du genou est apparue avant l'incoordination motrice. Trousseau cite également un cas de myélite aiguë où l'arthrite des genoux lui fit porter le diagnostic de myélite rhumatismale; mais dans lequel on nota ensuite l'eschare sacrée, et la diminution de l'excitabilité électrique. Dernièrement encore M. Vidal présentait à la Société de biologie un malade porteur d'une demi-ankylose du coude et de l'épaule gauche, qui n'avait présenté que quelques douleurs fulgurantes, et de l'atrophie d'une moitié de la langue et du membre supérieur correspondant. Dans un autre cas, ce ne fut qu'au bout de cinq ans que fut fait le diagnostic d'ataxie. Enfin Bonnet, dans son traité des articulations, cite l'observation d'une femme qui offrait toutes les apparences d'une coxalgie avec luxation, et chez laquelle on trouva un ramollissement de la moelle (?) Les observations de paraplégie réflexe, que cite Brown-Séquard, manquent de détail pour être utilisées ici.

Est-ce à dire que toutes les lésions articulaires soient sous la dépendance de la moelle. Certes non ; et nous pouvons répondre avec M. Tripier. Personne n'ignore que le cancer épiphysaire n'est pas rare, que le rhumatisme chronique coïncide assez souvent avec l'affection cancéreuse, et que l'immobilité prolongée produit fréquemment des altérations dont les conséquences cliniques sont importantes à connaître. L'affection générale elle-même, la scrofule par exemple, peut déterminer des lésions semblables dans les articulations des membres, et l'on peut voir tel malade atteint de carie vertébrale succomber aux progrès d'une coxalgie.

Il faut donc s'entourer de toutes les précautions nécessaire pour asseoir un diagnostic certain, et reconnaître une maladie qui veut être dépistée, s'il m'est permis d'employer l'expression de Trousseau. Les caractères de la fièvre, le siége de l'arthrite, l'engorgement temporaire du membre, les troubles nerveux concomitants, l'existence d'altérations trophiques cutanées, tels sont les éléments qui permettront d'atteindre le but. Bien plus, l'existence même des douleurs articulaires avec gonflement et rougeur se montrant à des reprises différentes, chez un individu commençant à présenter des phénomènes de paraplégie, pourra dans certains cas faciliter le diagnostic, et là où l'on pouvait croire à une méningite rhumatismale, on ne verra plus qu'une affection osseuse ou myélitique. (Observation de M. Charcot citée par Ball.)

Decaestecker. 3

Dans une troisième subdivision, les arthropathies sont produites par des lésions cérébrales. Scott Alison, le premier, si toutefois au dire de M. Stewart, Heberden n'a pas mentionné cette connexion entre la paralysie et l'arthrite, fit remarquer que, dans quelques circonstances, on voyait chez les paralysés, et du côté hémiplégique, apparaître avec la contracture un gonflement des articulations avec augmentation de la température, et parfois de la douleur ou au moins de la gêne de l'articulation du genou, du cou-de-pied, du poignet, de la main. Il en rapporte deux cas : Le premier est une femme de 49 ans, qui avait toujours joui d'une santé parfaite, et fut prise tout à coup d'hémiplégie ; peu après le poignet d'abord et le pied ensuite, du côté paralysé, se tuméfièrent et devinrent un peu douloureux. Pas d'œdème. Un peu de contracture. A l'autopsie, on trouva un ramollissement du cerveau avec de petits calculs d'acide urique dans le bassin et du rein du côté affecté. Chez l'autre, qui était sujet à des accès de goutte, le poignet, la main et le pied se gonflèrent et devinrent chauds ; à l'autopsie, on trouva un ramollissement avec éruption du sang dans les ventricules latéraux.

Scott Alison, donnant de ces faits une interprétation spéciale, y voit d'une part la déchéance nutritive par paralysie cérébrale ; d'autre part, les manifestations du rhumatisme et de la goutte. Et, pour prouver son assertion, il rapporte des cas de paralysie faciale où l'usage du mercure fut suivi d'une ulcération gingivale, qui se limitait exactement au côté paralysé. Et il en concluait que si, dans le dernier cas, l'intoxication mercurielle pouvait réclamer son immixtion dans les troubles nutritifs, la dia thèse rhumatismale et la goutte pouvaient être invoquées

dans le premier. Je tenais à rapporter ces faits ; car ils
démontrent toute la difficulté du problème pathologique ;
il s'agit, en effet, de savoir s'il y a des arthropathies dé-
rivant essentiellement d'une maladie nerveuse centrale
ou périphérique, ce qui est un fait acquis ; mais aussi,
comme le veut Scott Alison, si dans certains cas il ne faut
pas faire intervenir un facteur nouveau, l'état morbide
constitutionnel du sujet affecté, la diathèse quelle qu'elle
soit qu'on dit silencieuse, mais qui semble bien plutôt à
l'affût, passez-moi l'expression, de cette partie « minoris
resistentiæ » qu'elle va frapper et marquer des caractères
cliniques qui lui sont propres. Question difficile que ne
résolvent pas les faits d'Alison, car les récents travaux de
M. Ollivier ont démontré toute la part que prend le
système nerveux dans les troubles viscéraux consécutifs.

Après Scott Alison, Brown-Séquard démontra l'existence de ces arthrites et leurs caractères cliniques dans
son traité des paralysies, et M. Charcot est venu y appor-
ter le contrôle de l'anatomie pathologique. Selon ces auteurs, l'arthropathie se voit plus fréquemment dans le
ramollissement que dans l'hémorrhagie cérébrale ; elle
peut aussi se montrer dans certains cas de compression
du cerveau par une tumeur. Peu de temps après l'attaque,
douze jours seulement quelquefois, l'arthrite commence.
Bien que (c'est le cas ordinaire) elle puisse demeurer la-
tente, ou ne se révéler que par des douleurs articulaires
obscures, elle peut s'annoncer aussi par l'ensemble des
signes symptomatiques qui forment le cortége de l'inflammation rhumatismale la plus franche. D'autres fois,
en l'absence de la tuméfaction et de la rougeur, ces douleurs existent seules et se manifestent soit spontanément,
soit à la pression et par le mouvement, et c'est ce dernier

caractère qui a permis à Brown-Séquard de les distinguer des douleurs transmises et de bien assigner leur
véritable signification, les séparant des sensations pénibles qui dépendent de la lésion centrale et non d'une lésion périphérique.

L'arthropathie peut encore présenter l'allure de l'hydarthrose, comme M. Muron en cite un exemple dans la
Gazette hebdomadaire de 1874.

Ces phénomènes morbides articulaires peuvent se
montrer dans des cas d'hémiplégie incomplète, et aussi
dans ceux où les symptômes qui se rattachent au ramollissement sont si atténués que l'on constate plutôt une
parésie qu'une paralysie. Y a-t-il des cas de ramollissement où l'évolution symptomatique de la maladie est ren-
versée, et peut-on avec un ramollissement à forme la-
tente rencontrer une arthropathie pathogénétique. Une
femme de 70 ans, sans cause extérieure connue, est
atteinte d'arthrite de l'articulation du gros orteil droit,
présentant le signe d'une inflammation subaiguë. On ne
rencontre pas chez elle d'antécédents diathésiques ; les
urines sont normales ; la malade se plaint de douleurs
dans la jambe droite, et ne peut marcher bien qu'elle ne
soit pas paralysée. On ne trouve pas d'inflammation vasculaire ; le cœur est sain ; au bout de trois mois, après
quelques exacerbations et rémissions, l'intelligence s'affai-
blit, et une attaque apoplectique survient avec hémiplégie droite, et la mort arrive au bout de quelques jours.
Avait-on ici affaire à une arthrite pathogénétique, avec
ramollissement latent, je n'oserai et ne dois pas l'affirmer, je livre le fait tel qu'il est.

La douleur spontanée, augmentant à la pression et
par le mouvement, indique donc une lésion périphérique.

Cette lésion périphérique peut être une névrite hypertrophique d'après MM. Charcot et Cornil, ou une synovite
de gaînes tendiuses, comme l'ont montré MM. Gubler,
Nicaise, Bouchard, et quand l'hémiplégie est ancienne,
une altération de la jointure consécutive à l'immobilité, à
l'inertie fonctionnelle. Le diagnostic exigeait ces remarques.

Il faut dire pourtant que tous les auteurs n'ont pas ac-
cepté cette filiation morbide, et M. Hitzig, entre autres,
ne voit là qu'une conséquence de la subluxation paraly-
tique de la tête de l'humérus. Il se base sur ces faits, que
la douleur se limite par la pression dans le creux axillaire,
à la superficie interne du col chirurgical de l'humérus ;
la partie latérale et supérieure de l'articulation étant peu
ou point douloureuse. Il suffit de lire l'observation de
M. Charcot, où la malade avait conservé des mouvements
limités du bras, pour être convaincu qu'il y a une autre
raison de physiologie pathologique, qu'un déplacement
des surfaces articulaires qui réunit l'arthrite à l'hémiplégie, et qu'elle existe dans la part d'influence qu'a le
système nerveux sur la nutrition.

Le système sympathique a aussi été accusé de déterminer, dans les articulations, des phénomènes du genre de
ceux que nous venons de passer en revue. L'observation
de Benedickt est citée partout. En électrisant le grand
sympathique au cou d'un malade atteint de diabète, le
médecin détermina dans la jointure d'abord des douleurs
vives, puis une tuméfaction accompagnée de rougeur
qu'il compare au rhumatisme. Nous aurions donc là le
fait expérimental de ce que l'on désigne aujourd'hui sous
le nom de fluxions ou de névroses congestives ou vaso-
motrices. En ouvrant les Archives de 1863, on trouve, en

effet, un mémoire de M. Cahen, où il tend à démontrer l'existence de ce genre de névroses, indépendantes de la névralgie où la douleur, si elle existe, est reléguée à l'état de symptôme, état morbide qui serait la conséquence d'une modalité particulière du système trisplanchnique. M. Cahen dit avoir observé deux cas de cette espèce, dont l'un est mentionné dans son mémoire, et dont l'autre, dit-il, absolument identique au premier, avait fait croire à un de nos plus habiles chirurgiens qu'il existait des corps étrangers dans l'articulation du genou. Ce fait, comme on peut le voir, n'est pas sans quelque valeur diagnostique. Chez la première de ses malades, il a constaté dans un genou, d'un côté un gonflement et un empâtement sensibles, et de l'autre pas de tuméfaction, mais la patiente affirma que les deux genoux enflaient souvent. Chez les deux malades, la douleur était souvent caractérisée par une sensation de craquement articulaire, que M. Cahen croit être le premier à signaler, et si cruellement pénible que plusieurs fois elle amenait une défaillance, douleur aussi rapide que violente, et arrivant sans cause appréciable et disparaissant aussi sans laisser de traces. Trousseau a eu dans sa clientèle une demoiselle chlorotique, sujette à de singulières congestions. Dans l'espace d'une heure, un côté de la face, une main, un genou, un pied ou toute autre partie, devenaient le siége d'un gonflement œdémateux qui durait quelquefois deux ou trois jours, ou d'autres fois quelques heures. Est-ce bien là une arthropathie qu'on puisse rapprocher des précédentes, ou n'y a-t-il là qu'une fluxion à laquelle on pourrait appliquer le vieil adage « ubi dolor, ubi fluxus, » je laisse à de plus compétents le soin de trancher la question, mais au point de vue diagnostique, il m'a paru utile de placer ces faits ici. C'est pour la même raison que je citerai à cette place et sans m'y arrêter davantage ces observations singulières d'arthrite intermittente, dont on trouve plusieurs observations dans la science, et qui sont complètement étrangères à toute influence paludéenne ; je veux parler des cas analogues à ceux rapportés par Moore, que je trouve consignés dans l'annuaire de Garnier, sous le nom d'arthrite intermittente, et deux autres cas publiés l'un dans la *Gazette des Hôpitaux*, sous le nom de rhumatisme intermittent, et l'autre dans la *Revue des Sciences médicales*, sous le nom d'hydarthrose intermittente.

Je dois faire une place à part pour cette maladie particulière qn'on appelle la sclérodermie. Quand on lit la thèse de Lagrange et la plupart des observations, on y voit que les troubles trophiques ont été précédés par une période douloureuse, qui a été considérée là aussi pour être du rhumatisme articulaire. A cette période succèdent les phénomènes arthropathiques, les ulcérations, etc. Ces phénomènes arthropathiques, comme le fait remarquer M. Ball, ont plus d'un point commun avec le rhumatisme articulaire chronique, celui décrit par M. Vidal sous le nom d'atrophique, dont on le distingue par l'existence de taches brunes, rouges, de cicatrices, et l'épaisseur de la peau, et de plus l'aspect anormal articulaire, n'existent pas aussi typiques que l'ont montré MM. Charcot, Trastour et Vidal. De plus, pas d'ostéophyte. Dans certains cas, à la période d'état de la maladie, il est possible de voir au niveau des articulations des croûtes desséchées qui vous font croire à un rhumatisme chronique, et l'on est tout surpris de pouvoir imprimer à une grosse jointure des mouvements très-étendus.

J'aurai fini avec les troubles pathogénétiques articulaires

quand j'aurai dit que la thèse de **M.** Collette renferme la description d'une phlegmasie mono-articulaire spéciale, qui s'accompagne sous des influences morbides mal déterminées d'une atrophie musculaire et d'un épaississement de la couche cellulo-adipeuse qui double la peau, et plus tard, de prolifération cellulaire. D'après **M.** Coilette, cette arthropathie d'une nouvelle espèce ne serait pas sans analogie avec celle de l'ataxie, et il attribue les altérations nutritives qu'on y rencontre à la douleur qui agirait comme phénomène réflexe. Quant à la douleur, elle n'a rien de caractéristique, mais elle dépasse en durée celle des arthrites franchement rhumatismales.

II. Parmi les maladies d'ordre chirurgical, nous avons déjà cité l'ostéo-myélite comme pouvant être confondue avec le rhumatisme ; il n'en est pas de même de l'arthrite, dans la plupart des cas le traumatisme qui la précède indique assez son origine, la fièvre qui l'accompagne, sa fixité, malgré l'intensité des phénomènes locaux et généraux, l'absence de souffle endocardique qui est la règle, comme **M.** Bouillaud l'a démontré, écarteront tout soupçon de rhumatisme. Dans ce cas, la douleur est vive, augmente à la pression, par les mouvements et par le choc articulaire, l'erreur n'est pas possible. Elle ne le devient que lorsque l'arthrite est subaiguë ou à l'état chronique. Il y a alors des raideurs articulaires, des douleurs plus ou moins vives, un gonflement médiocre, qui pourront faire confondre avec l'hydarthrose, le rhumatisme chronique ou une tumeur blanche.

L'hydarthrose n'offre qu'une douleur vague, et est surtout caractérisée par l'abondance de l'épanchement et les déformations qu'il entraîne. Il faut ajouter que, pour quelques chirurgiens, l'hydarthrose est aussi une arthrite chronique, mais que d'autres sont d'avis qu'il y a non pas une inflammation, mais une hydropisie articulaire spéciale.

La gêne qu'occasionne l'hydarthrose, la douleur vague qu'elle réveille, ressemble assez à celle des kystes synoviaux péri-articulaires qui ne communiquent pas avec l'articulation, et j'ai surtout en vue ici les kystes poplités, dont Foucher a fait une étude spéciale dans les Archives de 1856; alors on trouve le meilleur élément de diagnostic dans la réductibilité vraie, fausse ou nulle de la tumeur kystique, pour reconnaître ce fait de pratique important de non-communication avec la jointure.

Tumeurs blanches. — En général, le terme de tumeur blanche fait surgir à l'esprit ces trois notions : Engorgement articulaire, chronicité, scrofule. On peut y ajouter une quatrième : absence de douleur, vive spontanée. La scrofule, en effet, présente cette particularité signalée par les observateurs, que les affections organiques du système locomoteur n'éveillent pas facilement chez eux les sympathies douloureuses, qu'on pourrait appeler providentielles, car à la faveur de cette indolence, le malade se servant encore de son membre, la lésion s'aggrave, alors que l'immobilité devrait être et est, en effet, le meilleur moyen thérapeutique. Il faut ajouter pourtant que les exceptions sont assez nombreuses, et à côté des cas complètement torpides, il y en a d'autres où la douleur est assez vive, d'autres enfin où elle égale en violence celle des inflammations aiguës et empêche tout sommeil. Quand elle existe, elle débute d'abord par de la gêne ; qui devient une véritable douleur par les mouvements un peu brusques ; elle occupe tantôt toute l'articulation, tantôt se localise en un point variable de l'os ou des parties molles, ce que plusieurs chirurgiens ont attribué à une ostéite circonscrite, et M. Richet aux tiraillements continuels qu'exercent les ligaments sur les surfaces osseuses auxquelles ils s'attachent, faisant observer qu'on soulage toujours et qu'on supprime quelquefois radicalement ces douleurs, en mettant le membre dans une position qui fait cesser les tiraillements.

La plupart des auteurs classiques, et Velpeau le premier, admettent que la tumeur blanche peut être d'origine rhumatismale, et qu'alors elle commence par la synoviale ; et ils ont trouvé, dans les caractères de la douleur, des traits distinctifs de l'arthracose d'origine scrofuleuse qui débute par les os. Dans la première, les souffrances seraient habituellement continues, vives et marquées d'un début brusque ; dans la seconde, elles seraient intermittentes et se feraient sentir plutôt la nuit que le jour ; de plus, par le choc articulaire, en frappant brusquement sur l'extrémité du membre malade, on peut reproduire les souffrances que déterminent les mouvements volontaires, mais ces caractères n'ont pas paru suffisants à quelques auteurs qui admettent que, sauf de très-rares exceptions, la tumeur blanche débute toujours par les os, j'ai cité Rust et M. Parise. Pour ce dernier auteur, en particulier, elle serait la conséquence de la tuberculisation des extrémités articulaires, une arthrite ostéo-phymique, et dont il rapporte un exemple remarquable dans le Bulletin médical du Nord, de 1864. M. Bazin n'omet pas non plus la tumeur blanche rhumatismale, et dans le cas de cette espèce, M. Chauffard voit une manifestation d'une maladie composée, dans laquelle domine la diathèse la plus fixe et la plus personnelle, c'est-à-dire la scrofule, laquelle aussi règle toutes les indications thérapeutiques.

Il n'est pas sans intérêt de rapprocher ici l'opinion de Holmes, qui est diamétralement opposée aux précédentes. Ce chirurgien anglais est d'avis que, dans beaucoup de cas, les affections dites strumeuses sont purement locales et non constitutionnelles. Quoi qu'il en soit, il reste ce fait noté par tous les observateurs, que les affections osseuses occasionnent souvent des douleurs sourdes, ou parfois vives et térébrantes, mais augmentant constamment pendant la nuit.

Ce caractère d'exaspération nocturne se retrouve à son plus haut degré dans la tumeur blanche syphilitique, à tel point que les souffrances sont presque nulles dans la journée. De plus, les mouvements communiqués sont très-sensibles, et, dans un cas cité par M. Richet, les douleurs étaient tellement atroces que le malade avait des crises nerveuses lorsque son lit était ébranlé par le passage de lourdes voitures. Rien d'étonnant que l'on ne prit ce fait pour un rhumatisme articulaire, n'étaient les symptômes fébriles qui accompagnent celui-ci.

Si, au début, les malades se plaignent de douleurs vagues dans plusieurs articulations, le travail morbide ne tarde pas à se localiser, et ordinairement la tumeur blanche n'occupe qu'une seule jointure (pourtant Bonnet et Holmes citent des cas ou la hanche et le genou étaient pris en même temps). Alors il faudra distinguer, selon que la jointure sera superficielle ou profonde. Dans ce dernier cas, on sera forcé d'avoir recours à un moyen diagnostique particulier à la douleur provoquée. Toutes les fois, en effet, qu'en pressant sur le pli inguinal (le principal, d'après M. Dolbeau, car il ne lui a jamais fait défaut), le grand trochanter et la partie postérieure de l'articulation, on mettra en jeu la sensibilité du malade, on pourra presque affirmer dans l'espèce une tumeur blanche de la hanche, je dis presque car la coxalgie hystérique, entre autres, présente les mêmes phénomènes ; mais dans ce cas, ce ne sera plus un enfant, ce sera une femme qu'on examinera, et la percussion sur la plante du pied ou du genou n'occasionnera aucun phénomène douloureux ; l'on trouvera des points douloureux dans le voisinage, de l'hyperesthésie cutanée, enfin tous les signes que l'on trouve énumérés plus loin.

M. Dolbeau insiste encore sur ce signe, que s'il y a douleur dans le mouvement imprimé il y a maladie de l'article. Mais, d'ailleurs, le phénomène subjectif par excellence n'est pas pathognomonique, et dans les cas embarrassants, les procédés classiques de mensuration ne manquent pas, et celui de M. Parise expose à moins d'erreurs (Nicaise). Enfin on a dans l'anesthésie un criterium certain. Et lorsqu'on est assuré qu'il y a une maladie de l'article, il faut encore distinguer si elle n'est pas rhumatismale, rien en effet, pour citer un exemple, ne ressemble plus à une tumeur blanche que l'arthrite chronique rhumatismale, et n'était l'âge et la déformation des autres articulations, ainsi que les antécédents, on pourrait aisément s'y tromper. Dans le cours de la tumeur blanche, la douleur subit des intermittences parfois complètes, d'un augure favorable, dit M. Verneuil, car elle tient aux contractures musculaires et permet d'espérer le redressement des membres, et les chirurgiens savent que lorsqu'il n'y a plus de douleurs vives, spontanées ou provoquées, les difficultés qu'ils doivent vaincre sont plus grandes, l'ankylose est complète, les ligaments sont rétractés ou détruits, et les muscles se sont transformés en tissus fibreux.

Il n'est pas rare de voir des abcès se former autour de la jointure malade, avec ou sans communication avec elle ; ils s'annoncent ordinairement par une douleur vive, superficielle, circonscrite et facilement augmentée par la pression ; où ils s'accompagnent de cris nocturnes et de douleurs ostéocopes (Bœckel), mais il faut savoir qu'on peut aussi attribuer ces cris nocturnes au relâchement de l'appareil, avec retour de la mobilité articulaire et du spasme musculaire instinctif.

Ces plaintes d'ailleurs présentent un caractère particulier ; les enfants ne souffrent pas le jour, ils s'endorment comme à l'ordinaire ; bientôt après, sans sortir du sommeil, ils crient, ils gémissent et se plaignent de la hanche, de la cuisse, du genou ; on s'approche, on les interroge, ils s'éveillent et répondent qu'ils ne souffrent pas.

Est-ce tout lorsque le diagnostic tumeur blanche est affirmé et reconnu ? Non ; la douleur guide encore le chirurgien dans l'évolution même de la maladie, et surtout l'inspire dans le cas où il veut intervenir soit pour redresser un membre dévié, soit pour choisir le moment opératoire.

Dans le cours de cette étude, nous passons en revue quelques-unes des affections qu'on a confondues avec la tumeur blanche ; une d'elles, dont nous devons dire quelques mots ici, est l'ostéosarcome. M. Gosselin en rapporte un exemple, siégeant à l'extrémité supérieure du fémur qui fut pris pour une coxalgie, tellement la douleur était vive ; c'est d'après quelques auteurs, et M. Gillette l'a étudié dernièrement d'une façon spéciale, c'est précisément l'intensité de la douleur et son caractère lancinant, son exagération par la compression du bandage et l'immobilité qui pourront servir de ressource ultime dans le cas douteux; il importe donc d'en tenir compte suffisamment.

Je devrais parler ici et sous forme d'appendice de ces douleurs transmises qui ont souvent leur siége dans les articulations, mais je préfère renvoyer le lecteur au paragraphe qui traite des arthralgies fonctionnelles, parce que on ne constate, dans ce cas, aucune lésion organique dans l'articulation, et parce que ces douleurs prennent souvent le caractère névralgique; je tenais à faire remarquer leur liaison avec les maladies de la moelle et des enveloppes, et à mettre en saillie ce point important de diagnostic.

Il me reste, pour terminer ce chapitre, à dire quelques mots sur la douleur dans les traumatismes des articulations. La violence, qui a produit les désordres articulaires, leur fait une place trop distincte dans notre cadre pour qu'il soit besoin de longs développements. Effet souvent mécanique d'une cause mécanique, ils se résument surtout en des déplacements, des arrachements au milieu desquels la douleur ne joue qu'un rôle secondaire. Néanmoins, dans certains cas, ses caractères sont très-utiles à connaître. Ainsi pour l'entorse : lorsque la douleur, quelquefois excessive, qui en marque le début, est calmée, et qu'on vient à chercher s'il y a ou entorse, ou fracture du péroné, le siége de la douleur, dans le premier cas, offrira son maximum au niveau, de l'interligne articulaire, et pour la fracture, ce sera un peu au-dessus. Notons aussi ce second caractère qu'elle augmente beaucoup par le mouvement dans l'entorse. Pour le genou on arrive parfois à obtenir une ligne de douleur qui représente le trajet du ligament latéral interne. Mais bientôt l'ecchymose, le gonflement, et une douleur plus vive peuvent survenir et annoncer quelquefois l'arthrite. Alors, à la lésion physique est venue se surajouter une lésion vitale; ou d'autres fois la douleur s'éternise, et l'on peut voir des malades qui, sans présenter rien d'anormal au point de vue de la liberté des mouvements, souffrir encore beaucoup de leur jointure un an, deux ans après l'accident.

Je ne parlerai de la contusion que pour rappeler, comme Brodie l'a remarqué, que les douleurs qu'elle occasionne peuvent être le point de départ, chez certains individus à tempérament nerveux, de contractures et de névralgie qu'on a appelé réflexes. Lesauvage en cite un exemple ; et nous aurons à y revenir dans la suite. On distinguera la contusion de la périarthrite de MM. Gosselin et Duplay, par les caractères suivants : La douleur est généralement nulle pendant l'immobilité, s'éveille par la pression exercée en certains points, et par certains mouvements qui varient avec la jointure. Ainsi, pour l'épaule, les mouvements d'abduction seront pénibles ; il y aura des points douloureux, non pas au niveau de l'article, mais au-dessous du bord externe de l'acromion, à l'insertion humérale du deltoïde, au niveau de l'apophyse coracoïde, et en même temps au pli du coude. Mais c'est bien plutôt avec l'ankylose et l'arthrite chronique que l'on peut confondre, comme M. Duplay le fait remarquer.

Dire que les corps étrangers occasionnent une douleur vive et subite ordinairement, à l'occasion d'un mouvement, qu'elle est également vive dans la luxation, ne sera qu'affirmer une fois de plus ce qu'avait entrevu Bichat,

et ce qu'a démontré M. Sappey, la sensibilité toute spéciale des ligaments.

Un mot encore à propos de l'entorse. Il n'est pas rare de
voir dans les cas de contracture musculaire, lorsque l'articulation se trouve dans une position forcée, de voir le
malade se plaindre, au niveau de la jointure, d'une douleur plus ou moins vive qui peut tromper. Cette espèce
d'entorse chronique, si je puis dire, peut s'observer, par
exemple, au poignet, dans le cas de tétanie des extrémités ; et alors le malade accuse des douleurs que l'on
pourrait croire rhumatismales. Mais si l'on cherche à
localiser la douleur, on constate qu'elle existe seulement
sur le dos de la main ; c'est le même fait qu'on observe
dans quelques cas de contractures myélitiques qui n'ont
aucun rapport avec le rhumatisme. Il n'y a là que l'élon-
gation forcée des ligaments dorsaux.

Enfin il arrive quelquefois que le malade se plaigne
d'une vive douleur en un point très-circonscrit de l'articulation, douleur que la pression augmente beaucoup ;
ici encore il faut faire l'examen chirurgical de la jointure,
et l'on pourra constater quelquefois la présence d'une
petite tumeur vasculaire, ou d'un névrome, voire même
d'un corps étranger (épingle, etc.), et il est nécessaire
d'ajouter au point de vue de la clinique hospitalière,
quand ce n'est pas un simulateur et un paresseux.

II. Arthralgies ischémiques.

L'excitation nerveuse, dit Cerise, réclamant, pour avoir
lieu sans trouble, le concours normal de l'élement arté-
riel et de l'élément nerveux, une perturbation, apportée
dans les relations fonctionnelles de ces éléments doit se

manifester par des désordres plus ou moins graves de l'impressionnabilité et de l'innervation. Alors la névrosité, c'est-à-dire la force nerveuse développée par le contact des éléments médullaire et sanguin, est affaiblie, anéantie ou pervertie; et il y a un état anormal, une modification fonctionnelle pouvant être ressentie sous forme de douleur. Celle-ci, pour le cas qui nous occupe, se manifestera, tantôt parce que le sang, quoique abondant, manque d'une certaine quantité de principes actifs, tantôt parce que les individus auront eu une hémorrhagie plus ou moins considérable. Il y aura alors, pour employer les expressions de Cerise, une surexcitabilité hypohémique, traduisant une fois encore la vérité de cet aphorisme hippocratique : *sanguis moderator nervorum.* C'est ce que l'on voit dans la chlorose, et les anémies générales ou locales.

Bien que, dans l'anémie générale (abstraction faite de la chlorose où les troubles nerveux douloureux sont au contraire fréquents) on voie prédominer les phénomènes anesthésiques, on peut aussi rencontrer cette surexcitabilité hypohémique, cette hyperesthésie qui a son siége dans les tissus qui composent l'articulation, hyperesthésie transitoire plus ou moins intense qui peut alterner avec l'absence complète de sensibilité, ou lui céder sans retour. On la distinguera de la myosalgie, en ce que la pression même modérée avec les doigts, exaspère les souffrances, et surtout en ce que la contraction du muscle les exagérera, et que le repos les fera disparaître. Et ce diagnostic a sa valeur. « C'est que, en effet, dit M. Sée, quand les muscles des membres deviennent ls siége de douleurs, au lieu de songer que leur fonctionnement ne saurait être régulier quand leur nutrition est imparfaite, on met tout sur le compte d'un rhumatisme accidentel, et si la douleur se fixe au voisinage d'une jointure, n'y eut-il même aucune trace de gonflement articulaire, ni de difficulté de mouvoir le membre, c'est la diathèse arthritique qu'on à l'habitude banale d'invoquer. »

Les troubles nerveux sont commun dans la chlorose. Sydenham n'y voyait qu'une des formes de l'hystérie et Trousseau y a insisté. Il dit : Tandis qu'une femme vigoureusement constituée peut, pendant longtemps, souffrir d'une phlegmasie chronique de l'utérus, sans retentissement névralgique, une femme chlorotique n'aura pas plutôt une légère irritation de ces mêmes parties, qu'elle aura des névralgies.

Si l'on compare ce qui se passe dans la chlorose à ce qui se passe chez les adolescents, on se croira autorisé à rapprocher ces faits et à regarder comme des arthralgies ischémiques, ce qu'on a appelé *arthritis crescentium*, à moins que l'on accuse la congestion physiologique, nécessaire à ce travail de nutrition, ou qu'on y voie, avec Holmes, un indice de mal articulaire. Les adolescents, pendant une croissance qui se fait rapidement, sont pris de douleurs articulaires qui ressemblent beaucoup à celles du rhumatisme chronique et subaigu. Le cou-de-pied, le genou, le coude, le poignet, la plupart des articulations sont prises de douleurs qui disparaissent quand le développement épyphisaire est accompli.

Dans le cours du rachitisme, et surtout à son début, on peut également noter ces phénomènes douloureux.

De même pour l'ostéomalacie ou rachitis des adultes, d'après Trousseau et Lasègue (*Union méd.*, 50), on note alors des douleurs articulaires accompagnees d'une aversion profonde pour les mouvements. «La douleur vague, indécise, intermittente, rappelle par son degré, et par ses autres caractères, les souffrances dont s'accompagnent les diverses variétés de rhumatisme chronique, et il est rare que les médecins n'y soient pas trompés dès le début. »

J'ai parlé tout à l'heure d'anémies locales. On peut en effet observer, après des hémorrhagies abondantes, des arthralgies plus ou moins violentes qui dépendent de l'état des nerfs situés dans le voisinage du lieu de l'hémorrhagie. Volkmann rapporte qu'une femme, qui avait eu des métrorrhagies abondantes à la suite d'un avortement, fut prise de douleurs articulaires dans le genou, dont on peut rejeter la cause sur l'anémie du plexus lombaire ou du segment inférieur de la moelle. La même explication s'applique aux arthralgies, dont le point de départ a été une opération, faite au rectum, suivie d'une perte de sang considérable. On sait, en effet, que l'anémie de la moelle, comme la congestion, occasionne de pareils accidents; c'est, dit Romberg, la supplication du nerf qui implore un sang plus généreux.

Là ne s'arrête pas le rôle de l'anémie; car on sait que les intoxications et les dyscrasies quelles qu'elles soient aboutissent à l'anémie, et nous aurons, par conséquent, à compter toujours avec elle, sans la production des phénomènes douloureux que nous étudions.

Nous avons parlé plus haut de la coïncidence de l'hémorrhagie avec des douleurs articulaires symptomatiques d'un épanchement sanguin dans l'article; ces douleurs peuvent également exister en dehors de toute hémorrhagie, on les rencontre dans le scorbut, le purpura, l'hémophilie congénitale et acquise, l'hématidrose, et coïncident alors souvent avec un bruit de souffle au premier temps et à la base du cœnr, et dans les vaisseaux qui indiquent suffisamment l'anémie dont se compliquent ces maladies.

III. Arthralgies toxiques.

Les empoisonnements lents qui ressemblent tant aux maladies chroniques constitutionnelles qu'à leur exemple ils exercent leur influence nocive sur le produit de la conception lui-même, comme le plomb, devaient ne pas épargner le système nerveux. C'est, en effet, ce qu'on remarque pour la plupart d'entre eux, et parmi ces derniers il en est qui portent principalement leur action sur les articulations. L'arsenic, le mercure, le cuivre, le plomb, sont dans ce cas; et dans une seconde classe, nous voyons l'acide oxalique, l'acide lactique, l'aconit, la vératrine. Dans la première classe, l'arthralgie saturnine est celle qui offre le plus d'intérêt, et nous devons en dire ici quelques mots. Depuis Tanquerel qui l'a nettement séparée de la colique, sur 755 cas, elle a traduit seule 201 fois l'existence de l'empoisonnement saturnin, et cela surtout chez les ouvriers employés à la fabrication du minium (68 fois). Précédée par de l'engourdissement qui dure de quelques jours à quelques mois, elle débute ordinairement la nuit, en général, occupe les grosses articulations plus souvent que les membres, dilacérante, contusive, ou bien composée d'élancements douloureux qui se produisent brusques et rapides comme des secousses électriques, variant enfin depuis un simple malaise dont le malade s'aperçoit à peine, jusqu'aux souffrances les plus atroces; et alors le malade se sert de la compression pour atténuer la douleur, comme il le fait en cas de colique. Ni rougeur, ni chaleur, ni gonflements appréciables ; une seule fois, à la suite de longues et atroces douleurs dans les articulations des genoux, Tanquerel a vu un peu de rougeur et de gonflement à la partie interne de cette région ; mais qui ne dura que quelques heures.

Bien qu'il soit difficile de trouver, dans les observations que publie Tanquerel, la démonstration de l'existence isolée de l'hyperesthésie articulaire, on ne peut nier qu'elle s'observe ; mais, en général, elle s'accompagne de crampes violentes qui obscurcissent la douleur propre à l'articulation.

L'arsenic provoque aussi les douleurs articulaires. Donné dans un but thérapeutique, dans des cas de rhumatisme noueux, on l'a vu augmenter d'abord l'arthralgie rhumatismale, pour soulager ensuite le malade plus ou moins.

On a également donné l'acide oxalique dans un but thérapeutique, et dans des cas d'atrophie musculaire. M. Gigot-Suard a vu survenir des douleurs articulaires qui n'ont cessé qu'avec la suppression du médicament. Sans tenir compte des conclusions que l'auteur se croit en droit de poser par rapport à l'herpétisme, qui ne serait pour lui qu'une uricémie, ou la rétention dans le sang des principes excrémentitiels de la sueur et de l'urine, je signale cette prédisposition articulaire. Les expériences de Richardson ont montré que l'acide lactique était passible des mêmes remarques, et dans une thèse originale, M. Kastus a construit sur ces données une théorie humorale du rhumatisme qui ne laisse pas d'être séduisante.

L'urémie forme un trait d'union entre les arthralgies toxiques et les arthralgies dysémiques. Parmi les formes rares de l'urémie, on a décrit une forme délirante, dyspnéique, vertigineuse (Wannebroucq) et articulaire ou rhumatismale (Jaccoud). Cette dernière nous intéresse d'autant plus, dit l'auteur que nous venons de citer, qu'elle simule de tous points un rhumatisme cérébral; avec les convulsions ou le coma de l'urémie commune, existent des douleurs vives au niveau des grandes jointures, ces douleurs sont exaspérées par la pression et par les mouvements; et elles sont tellement violentes que lorsque le coma est complet, la pression des articulations est la seule excitation qui fasse sortir le patient de son anéantissement, et qui provoque quelques contractions de la face ou quelques vomissements. Il n'y a pas de fièvre. M. Jaccoud en rapporte deux cas suivis de coma et de mort; dans un cas, les douleurs articulaires ont précédé de vingt-quatre heures le coma urémique.

Il ne faut pas oublier d'ailleurs, qu'à l'influence du poison, s'ajoute celle qui est exercée par la dyscrasie primitive qui résulte de son absorption.

IV. ARTHRALGIES DYSHÉMIQUES.

Je pourrais répéter ici les paroles de Cerise à propos de la surexcitabilité nerveuse. Pour que l'intégrité fonctionnelle du système nerveux demeure normale, il faut que le sang soit artérialisé et en quantité suffiante, mais il faut encore que le sang ne soit pas altéré. Aussi, ne faut-il pas s'étonner de voir survenir cette espèce d'arthralgie dans les maladies diverses et multiples.

Ces sensations douloureuses sont fréquentes dans la fièvre, elles apparaissent fixes ou erratiques dans les grandes articulations en même temps que la céphalalgie et résultent du défaut d'accoutumance du sujet; car elles ne viennent qu'au début ; on l'observe dans la variole, la scarlatine, la rougeole dans une forme anomale de la fièvre intermittente, la pernicieuse arthritique, dans la fièvre typhoïde. Elles persistent parfois dans cette dernière maladie avec une telle violence, surtout chez la femme, que M. Bazin en a fait une forme arthritique. « Ces douleurs ont ordinairement leur siége dans les articulations tibio-fémorales ; elles sont continues, sans rémission, s'irradiant dans les parties environnantes, d'autres fois, elles sont fixes sur les articulations ilio-fémorales et tibio-tarsiennes ; elles sont bien différentes des douleurs rhumatismales, car elles n'offrent pas de rémission, elles ne passent pas d'une articulation à l'autre ; d'ailleurs, les articulations qu'elles ont pour siége ne sont ni tuméfiées, ni rouges, mais elles sont extérieurement sensibles à la pres s ion. L a maladiesui son cours ordinaire et quand elle a une issue funeste, on ne trouve à l'ouverture aucune lésion des articulations

C'est cette même variété que M. Forget appelle rhumatismale, parce que la douleur n'est pas bornée aux articulations et qu'elle peut s'étendre à toutes les parties du corps. Et cet habile clinicien cite un cas où il a trouvé une telle ressemblance avec le rhumatisme qu'il s'y est trompé. Disons en passant que ces douleurs du début des fièvres ont été interprétées différemment ; et, tandis que les uns n'y voient qu'une irradiation spinale, Griesinger pour la fièvre typhoïde, en particulier, les rattache à la nature toxique de la maladie.

On rencontre également ces phénomènes douloureux dans les maladies infectieuses, dans l'indocardite ulcéreuse, dans le puerpérisme infectieux, dans les affections morveuse et farcineuse, à l'état aigu, comme à l'état chronique. M. Tardieu les divise en prodromiques et en symptomatiques. Sourdes, continues, quelquefois extrêmement violentes, accompagnées de crampes, sans gonflement ni rougeur à la peau, on les observe surtout dans le cas de contagion médiate ou d'infection. Lorsqu'elles sont très-aiguës, elles peuvent même au début s'accompagner de fièvre et de sueurs, et on conçoit combien cette circonstance ajouterait à leur ressemblance avec le rhumatisme, dont elles diffèrent par une mobilité moins grande, et une complication moins fréquente de péricardite et d'endocardite. Les douleurs symptomatiques, au contraire, qu'il faut distinguer de celles dues à la formation d'un abcès, sont plus fixes et s'emparent d'une seule articulation. Mais, dans aucun cas, M. Tardieu n'a pu les rattacher à une lésion propre des cavités articulaires, en particulier à l'existence du pus dans leur intérieur. Elles sont plus violentes dans la morve que dans le farcien et durent plus longtemps.

Enfin, on les observe encore dans l'infection purulente, et plus rarement dans l'infection putride et la fièvre hectique. En un mot, on peut les constater dans la plupart des états cachectiques ou dyscrasiques.

Les affections catarrhales, parmi les troubles nerveux variés qu'ils présentent, s'accompagnent souvent de névralgies articulaires, qui mériteraient plutôt une place dans les arthralgies fonctionnelles, car elles constituent avec la mobilité du mouvement fluxionnaire, le propre de cette classe de maladies, si bien que parfois les phénomènes névralgiques effacent tous les autres caractères. C'est un point sur lequel M. Chauffard a insisté et sur lequel insiste aussi M. Bucquoy, à propos de l'épidémie de grippe que nous venons de traverser, dans une leçon publiée dans le *Mouvement médical*. « Tantôt, dit-il, ce sont des névralgies faciales, tantôt une céphalalgie violente, revenant comme la migraine par de véritables accès. D'autres fois, ce sont de véritables douleurs articulaires et il ajoute : quelquefois même certaines articulations présentent un gonflement passager sans que cependant on puisse faire rentrer ces cas dans l'histoire du rhumatisme articulaire aigu. » De même, dans les formes intenses de la fièvre catarrhale ou grippe sporadique, avec la prostration extrême, le vertige, on éprouve aussi des douleurs contusives dans les articulations et les muscles que l'on observait tout à l'heure dans la grippe spécifique.

C'est ce que, depuis longtemps, Grimaud avait signalé dans la fièvre catarrhale à laquelle il donne le nom de fièvre mésentérique pituiteuse « qui s'accompagne de douleurs rhumatismales occupant le plus souvent les articulations, augmentant constamment vers le soir, pendant la nuit, et diminuant le matin. » Et il fait la même remarque à propos de la fièvre gastrique pituiteuse : l'épithète de rhumatismale que leur donne Grimaud est-elle fondée, et y a-t-il quelque rapport entre elle et le rhumatisme articulaire aigu ; ce rhumatisme diathésique qui se répète chez un individu, qui fait les névralgies, les maladies cutanées les névroses ; la différence est si profonde que la réponse est forcément négative. Mais si l'on donne au nom de rhumatisme sa signification traditionnelle, si l'on en fait presque l'équivalent de catarrhal, c'est-à-dire signifiant l'action du froid combinée à une influence atmosphérique spéciale encore inconnue, une exhalation pernicieuse, comme dirait Hoffmann, on pourra alors penser que l'élément rhumatismal est vraiment en jeu dans les affections décrites par Grimaud et qu'il y a là une maladie composée de la fièvre catarrhale d'une part, de l'élément rhumatique d'autre part, à moins que l'on ne préfère y voir comme Hoffmann et Fuster une seule et même chose. Ainsi, seraient délimitées d'une façon étroite ces deux affections : l'inflammation rhumatique où la constitution médicale est presque tout au point de vue étiologique, et l'inflammation rhumatismale dans laquelle la prédisposition diathésique prime la cause extérieure, et constitue le facteur le plus important de l'évolution morbide. C'est l'opinion d'un homme autorisé en pareille matière, Lepecq de la Clôture qui, dans son livre des épidémies, dit ceci : Il nous paraît essentiel de distinguer deux espèces principales de rhumatisme. Le premier genre de nos rhumatismes est l'inflammatoire, le rhumatisme aigu, le rhumatisme goutteux, celui même que Sydenham a décrit au nombre de ses maladies intercurrentes. Le second genre n'est pas compliqué avec une fièvre vraiment aiguë, ni inflammatoire, mais, au contraire, avec une fièvre, dont la rémittence est certaine, et même assez longue et dépend de cette qualité inexplicable de l'air dont parle Sydenham. » Et il ajoute : « Aucun auteur n'a mieux décrit ce genre d'affection rhumatismale que le savant Baillou sous le nom de « dispositio rhumatica, » disposition qu'il regarde, d'après Galien, comme appartenant essentiellement à la classe des catarrhales. On pourrait ainsi dire en manière de conclusion : un arthritique prend un rhumatisme à l'occasion du froid humide, parce qu'il est arthritique. Tel autre qui ne l'est pas prend un rhumatisme, moins parce qu'il s'est exposé au froid humide, que parce qu'il a vécu dans une constitution saisonnière spéciale ; et, comme corollaire, il serait nécessaire d'ajouter que les conditions individuelles différentes entraîneraient des manifestations morbides complètement opposées sinon dans leurs caractères cliniques, au moins dans leurs conséquences éloignées. De ce rhumatisme catarrhal, et de ce rhumatisme diathésique, il faudrait en rapprocher un troisième, le rhumatisme dû à l'action du froid humide seul chez un individu indemne jusque-là, mais ayant, au contraire du rhumatisme catarrhal, la propriété d'imprégner l'organisme lentement ou d'une manière aiguë du vice arthritique. Ces remarques étaient peut-être déplacées ici, mais il était utile de les rapprocher des affections catarrhales, pour montrer toute l'âpreté de cette question contre laquelle se sont heurtés tant et de si habiles cliniciens ; et je voulais ici donner un faible aperçu de leurs opinions.

V. Arthralgies fonctionnelles.

La douleur, dit Gueneau de Mussy, est une modalité anormale de la sensibilité. Cette définition justifie le titre de notre chapitre. Ces arthralgies fonctionnelles sont de trois sortes : celles qui tiennent à une lésion éloignée du système nerveux ; celles qu'on peut appeler avec M. Vulpian des douleurs induites, ou synesthésies, enfin celles dont on n'a pu jusqu'à présent fixer le déterminisme physiologique et qui se rencontrent dans les maladies chroniques et les névroses, et il faut nommer par-dessus tout l'hystérie.

Les processus irritatifs qui se passent soit dans le cerveau, soit dans la moelle, peuvent, en vertu de la loi de l'action excentrique, être la source de phenomènes douloureux à distance, qui peuvent avoir leur siége dans les jointures. M. Brown-Séquard, le premier, a distingué ces douleurs transmises, qui ne s'exagèrent ni par la pression, ni par les mouvements, et les a séparées des douleurs locales. Ces douleurs ont des caractères variables ; elles peuvent avoir le caractère névralgique, mais, au contraire des névralgies vraies, elles sont fixes, ne se déplacent pas, peuvent paraître ou disparaître subitement, mais sont toujours dépendantes de la lésion centrale ; elles ne suivent pas le trajet d'un nerf, n'ont pas de points douloureux, et se rapprochent plutôt des hyperesthésies que des névralgies ; quelques-unes souffrent excessivement et dans les paroxysmes, elles sont parfois assez aiguës pour arracher des cris aux malades, présentant une forme lancinante que Rostan donnait comme spéciale aux tumeurs cancéreuses intra-crâniennes, mais s'observant aussi, d'après Durand-Fardel, dans le ramollissement. A ces caractères, Durand-Fardel en ajoute d'autres qui sont bien plutôt ceux de l'arthrite hémiplégique que des douleurs dont nous nous occupons ici ; il suffit de rappeler l'observation de la nommée Lemoine, pour en être convaincu. « M. Gubler a depuis longtemps signalé une sensibilité articulaire de l'épaule, qui simule un rhumatisme chronique ou subaigu ; et l'on a, ajoute M. Rendu, l'explication de ces phénomènes précurseurs, le jour où une apoplexie cérébrale, ou bien une attaque congestive vient à éclater brusquement. »

Dans les hémiplégies légères, Berger a vu survenir plusieurs fois, au bout d'un certain nombre de semaines, une névralgie extrêmement violente et opiniâtre de l'articulation scapulo-humérale (plus rarement au genou et à la hanche) du côté paralysé.

Dans la *Gazette hebdomadaire* de 65, Lund insiste sur

une variété de douleur des genoux, considérée comme signe de méningite tuberculeuse. L'auteur l'a observé 4 fois sur 30, et il en résume ainsi les caractères : c'est une douleur persistante, parfois très-violente, exaspérée par les mouvements de la jointure, et n'est accompagnée de tuméfaction, ni d'aucune modification de la forme ou de l'apparence extérieure de l'article. Elle existe tantôt dans un genou, tantôt dans les deux : elle peut se montrer quelque temps avant l'apparition des accidents cérébraux, disparaître même avant que ces accidents se soient manifestés, ou bien persister jusqu'à une époque où son existence devient douteuse, en raison de la gravité des symptômes, ou bien enfin ne débuter qu'après l'explosion de ces symptômes. Les malades étaient des enfants de 10 à 14 ans. L'auteur ajoute qu'il n'a jamais observé de douleur analogue chez les enfants en dehors de la méningite tuberculeuse, et il la considère en conséquence comme un signe important au point de vue du diagnostic. Spring fait aussi remarquer qu'elles acquièrent une importance particulière parmi les accidents prodromiques de la méningite granuleuse chez les enfants.

Ces arthralgies de cause cérébrale trouvent leur équivalent, et quelquefois leur explication, dans les arthralgies de cause médullaire. Il ne faut pas ignorer en effet que souvent elles coïncident avec la contracture, et que celle-ci dépend d'une sclérose latérale de la moelle.

Ces douleurs sont fréquentes, et tellement caractéristiques, qu'on a pu établir une période douloureuse, comme l'ont fait MM. Charcot et Joffroy, pour la pachyméningite cervicale.

C'est ainsi que dans la myélite, le malade peut éprouver des sensations de constriction localisée au niveau des

jointures des cous-de-pied, et qui pourraient faire croire
à des douleurs rhumatismales. Dans l'ataxie, l'exaltation
de la sensibilité est un des symptômes les plus constants
du début. Les douleurs se font sentir tantôt superficielle-
ment, tantôt aussi dans la profondeur des articulations,
térébrantes, constrictives, qui laissent le médecin dans
l'indécision jusqu'à ce que la douleur fulgurante appelle son attention. Dans une observation de M. Charcot, les douleurs parfois localisées dans le pied droit,
avaient été considérées à une certaine époque comme
étant de nature goutteuse. Les maladies des enveloppes
de la moelle présentent aussi ce phénomène, et les douleurs s'accusent plus vives peut-être que dans les maladies de la moelle elle-même ; mais d'un autre côté on ne
note pas de troubles trophiques.

Il faut ici en accuser surtout l'excitation anormale des
racines postérieures : les douleurs périphériques, de caractère paroxystique, siégent principalement dans les
grandes articulations, et dans les extrémités des doigts ;
mais c'est au niveau des jointures que la douleur est la
plus vive, et l'on porte tout naturellement, dit M. Joffroy,
le diagnostic de rhumatisme articulaire.

Mais l'absence complète de la fièvre, et souvent aussi
de douleurs par la pression sur les jointures, enfin le caractère paroxystique de ces arthralgies devront faire rejeter l'idée de rhumatisme. Dans une leçon faite ces vacances
par M. Ball à la clinique de l'Hôtel-Dieu, ce professeur, à
propos d'un malade du service qui avait souffert pendant
le siége, c'est-à-dire il y a quatre ans, de ces douleurs
rhumatoïdes dans les épaules, a également insisté sur ces
caractères de la douleur ; d'après lui, elle n'est pas exaspérée par la pression, mais bien par les mouvements,

elle n'est pas superficielle mais profonde; et il ajoutait que d'ailleurs la période douloureuse pouvait manquer, et la période myélitique ou d'atrophie se montrer d'emblée. Il faut remarquer que la pachyméningite cervicale hypertrophique présente aussi, au niveau des vertèbres du cou, des manifestations douloureuses que l'on rencontre dans d'autres maladies que l'on a appelées rachialgies dyshémique, irradiée, hystérique, avec lesquelles on pourrait la confondre. Gull cite un cas de ce genre.

Ce que nous avons vu pour la pachyméningite peut se rencontrer également dans le mal de Pott, dans le cancer vertébral, et par toutes les causes de compression ou d'inflammation des racines postérieures qui en augmènteront l'excitabilité morbide. Le fait non moins curieux est certes celui de Mayo, rapporté par Faucon et Jaccoud. Pour une névralgie du genou, ce chirurgien pratiqua sans succès l'amputation de la cuisse, et l'on trouva à l'autopsie la racine postérieure ou sensitive du nerf recouverte de petites plaques cartilagineuses ou osseuses.

Les nerfs eux-mêmes peuvent occasionner ces phénomènes à distance : dans un fait de Éverard Home, l'existence d'un anévrysme de l'artère fémorale vint expliquer les violentes souffrances ressenties dans le genou. La nécropsie montra que certains rameaux du nerf crural venaient se terminer exactement à l'endroit où la douleur siégeait.

J'emprunte à la thèse de M. Couly un autre fait : Une femme de trente ans qui se plaignait de douleur dans la hanche avec raccourcissement apparent fut apportée à l'hôpital, où M. Piorry diagnostiqua, au lieu de coxalgie, une déviation vertébrale avec compression des nerfs du plexus lombaire.

Dans une seconde catégorie de faits, nous avons rangé les synesthésies ou les arthralgies sympathiques. C'est ici surtout qu'il faut faire intervenir les conditions étiologiques de l'éréthisme nerveux qui domine ces phénomènes arthralgiques. De même que pour le spasme la base est un état de convulsibilité, de même ici nous avons une prédominance de la vie nerveuse absolue ou relative, qui explique les phénomènes morbides que l'on observe. Ces conditions étiologiques se trouvent dans l'hérédité, l'âge, le sexe et la constitution de l'individu. Tandis que, chez un sujet prédisposé, la moindre cause amène des convulsions, chez un autre en état d'éréthisme nerveux, l'on peut voir survenir des phénomènes arthralgiques dont nous nous occupons.

C'est ce qui explique ces sympathies morbides; c'est ce que nous pouvons voir surtout dans les diathèses et les névroses.

Ces arthralgies sympathiques, qui témoignent de la souffrance d'un organe, sont nombreuses. Il suffit presque de citer au hasard. Churchill donne l'observation d'une femme affectée d'une maladie de l'utérus, et chez laquelle il nota une douleur aiguë de la hanche avec engourdissement.

Coulson a observé chez quelques femmes dysménorrhéiques, au moment de la période cataméniale, une douleur de la hanche s'irradiant jusqu'au genou, et s'exaspérant par la pression.

Abernethy et Bell ont signalé des douleurs de la hanche sympathiques de désordres intestinaux, de rétrécissement de l'urèthre, de maladies des reins et du rectum, qui disparaissaient avec les lésions de ces organes.

La douleur sympathique de l'épaule dans les maladies

du foie, et les irradiations de l'angine de poitrine sont des exemples classiques.

On connaît aussi les arthralgies qui accompagnent certaines éruptions cutanées, érythème noueux, urticaire, herpès, zona, qui ne constituent parfois qu'une douleur vague, en dehors de toute congestion appréciable de la jointure accidentelle ou rhumatismale.

D'après Perroud, on les rencontre dans la plupart des maladies du poumon, et sont pour lui de nature réflexe. Il en serait de même pour les maladies du tube digestif; mais c'est dans la phthisie qu'on les observe le plus souvent.

Ces arthralgies sympathiques, d'après Volkman, se retrouvent quelquefois encore dans ces faits de jointures qui, ayant été antérieurement gravement atteintes avec destruction partielle de leur capsule et de leur cartilage, et dont le pourtour est parfois sillonné de cordons cicatriciels, deviennent, après guérison, le siége de douleurs névralgiques extrêmement vives, à retours périodiques. C'est ce que M. le professeur Gosselin a soin de faire observer dans ses cliniques lorsqu'il écrit : « J'ai parlé souvent de malades qui, primitivement sans aucune maladie antérieure, ou consécutivement à une arthrite, soit traumatique, soit rhumatismale, avaient une douleur très-vive au côté interne du genou, constante, avec exacerbation pendant la marche ou sans cause connue, et d'ailleurs sans aucun gonflement appréciable? L'arthrite était sans lésion, ou n'avait pour lésion qu'une congestion inappréciable à nos sens; mais elle était plus douloureuse que cette simple lésion n'eût dû le faire supposer. C'est là ce que j'appelle l'arthrite névralgique ou la sensibilité exa-

gérée du genou ». En lisant cette description, on y retrouve, en effet, bien plus le caractère de la névralgie articulaire que de la périarthrite.

De son côté, Esmarck a cité des faits dans lesquels une
chute en dansant et en patinant, le heurt d'un poteau à
réverbère en courant, ou une chute de cheval avaient
donné lieu à des contusions du genou avec épanchements
sanguins qui avaient été l'origine première de la névralgie. Brodie signale aussi ce traumatisme antérieur. Tous
ces faits trouvent leur confirmation indirecte dans le mémoire publié récemment par le professeur Verneuil sur
les névralgies traumatiques.

Mentionnerai-je la douleur sympathique du genou qui
se rencontre dans la coxalgie, et trouve-t-elle sa place
parmi les faits cités plus haut ! Bien qu'il me paraisse que
le siége de la douleur indiquât plutôt souvent, comme le
veut M. Hennequin, une contracture réflexe, il se pourrait qu'elle ait des causes différentes qu'il est inutile
d'énumérer. En effet, dès 1852, dans la *Gazette des Hôpitaux*, Nélaton faisait remarquer que le siége de la douleur
est ici d'une valeur absolue, que c'est dans le jarret, et
quelquefois au niveau et vers le milieu de la rotule qu'il
existe; qu'au contraire la douleur propre à une maladie
de l'articulation, du genou siége presque toujours à la
partie supérieure et interne du tibia.

Il faut savoir d'ailleurs que la douleur sympathique du
genou a été rencontrée bien souvent dans des maladies
différentes, et qu'il ne faut pas se laisser induire en erreur.
Ainsi on l'a vue dans la sacro-coxalgie, les abcès du trochanter, les ostéites du fémur, les psoïtis, les abcès sous-
fessiers (Robert), les corps étrangers (*Compendium*), la

périarthrite (Duplay), les maladies de la région sacro-iliaque en général, la sciatique, chaque fois enfin qu'il y a contracture musculaire réflexe.

La troisième catégorie des faits comprend, avons-nous dit, les hyperesthésies articulaires et les névralgies qui se rencontrent dans les diathèses et les névroses. Elle diffère sensiblement des deux premières. En effet, nous avons vu d'abord qu'une lésion appréciable et durable du système nerveux tenait sous sa dépendance immédiate les arthralgies qui apparaissent dans le domaine du nerf lésé, comme un symptôme presque obligé de cette lésion, ensuite que ces artralgies, nées d'une lésion périphérique, cette fois n'avaient plus un rapport anatomique aussi certain avec elle, que plutôt il existait une sorte de diffusion douloureuse, réfléchie sans ordre apparent sur les jointures ; élément accessoire, variable, intermittent de la maladie dont elles dépendent, elles témoignent surtout de l'état névropathique du sujet et le manifestent. Nous allons étudier maintenant, comme par une sorte de progression morbide, que l'on ne trouve plus que le phénomène douleur sans lésion appréciable et durable, et présentant un caractère de spontanéité et de mobilité plus ou moins accusé, auquel il faut ajouter celui-ci, qu'elles apparaissent comme une réaction chez un organisme en puissance de diathèse dont elles constituent un des modes de manifestation.

Une des maladies chroniques dans lesquelles on a étudié depuis longtemps déjà les phénomènes douloureux des articulations, est la phthisie pulmonaire, abstraction faite des douleurs musculaires. Beau, Leudét, Perroud, ont décrit ces phénomènes, et ce dernier surtout leur a

assigné un siége presque exclusif dans les grandes articulations, les épaules et les genoux.

Aucun signe extérieur, ni rougeur, ni chaleur, ni gonflement, ne les trahit, la pression ni le mouvement ne les
exaspèrent ; ils se manifestent à une époque avancée de
la phthisie, et parfois aussi au début ont une assez grande
mobilité d'allure, et ne laissent après eux aucune trace
anatomique. Mais il est un fait clinique de la plus haute
importance, sur lequel M. Pidoux insiste d'une façon
spéciale et qui a trait aux rapports de la tuberculisation
et de l'arthritisme.

Les maladies arthritiques, dit-il, jouent vis-à-vis de
la tuberculisation et de la phthisie le même rôle que dans
la suppuration, un rôle d'antagonisme. Or, la résistance
de l'économie est d'autant plus remarquable que les sujets
présentent encore des accidents arthritiques reconnais-
sables, quoique plus ou moins altérés. Et alors l'évolution de la tuberculose est toute partielle, la constitution
résiste énergiquement, parce qu'elle est encore occupée
par des reliquats de l'affection arthritique qui ne se laissent pas assimiler à la dégénération ultime au lieu de se
généraliser, de précipiter l'entraînement hectique et pu-
rulent, l'inflammation pseudo-tuberculeuse s'arrête et se
limite. Pourtant une caverne plus ou moins grande s'est
formée, le malade reste plusieurs mois, un an ou deux
ans dans une situation indécise jusqu'à ce qu'enfin tout
antagonisme cesse et que la tuberculose l'emporte avec
toutes ses conséquences.

Ces observations de M. Pidoux sont d'ailleurs confir-
mées par celles des professeurs Hardy et Chauffard ; et il
y a donc lieu à bien distinguer dans l'espèce ce qui ap-

partient à la tuberculose, et ce qui est le fait de l'arthritisme; et ce qui aussi pourrait appartenir aux affections nerveuses et aux névroses concomitantes qui peuvent lui être comparées. Car, comme dit M. Pidoux, toutes ces influences ont pour but d'imprimer à la phthisie un processus très-lent et très-obscur.

Parmi les maladies chroniques constitutionnelles, le rhumatisme est celle où il est d'observation banale de rencontrer ces douleurs mobiles, erratiques, qui fatiguent le malade par leur opiniâtreté et leur répétition, à tel point qu'un simple passage du froid au chaud, que le moindre excès atmosphérique provoque de nouvelles douleurs articulaires, sans qu'on puisse en accuser une lésion antérieure, et qui représentent le type le plus accompli de ce qu'on appelle souvent un rhumatisant.

Chez lui, à une névralgie succède une arthralgie, qui bientôt fait place elle-même à une autre manifestation douloureuse. Il faut ajouter que Trousseau insiste sur ce fait, que ces douleurs arthralgiques apyrétiques sont accompagnées quelquefois de fluxion articulaire totalement différente, d'après cet auteur, du rhumatisme articulaire aigu, et se rapprochant bien plus d'une activité vaso-motrice particulière aux névralgies.

Il ne faut pas confondre la douleur rhumatismale avec le complexus morbide, auquel M. Beni-Barde donne le nom de névro-myopathie péri articulaire, et qui serait d'origine rhumatismale. Son siége est aux grandes articulations, la hanche et l'épaule en particulier. Caractérisée par de la douleur plus ou moins persistante, elle est exaspérée par le mouvement et s'accompagne bientôt d'un gonflement peu articulaire, qui fait croire que tous les tissus de la jointure sont atteints, mais qui plus tard peut être la cause d'une luxation.

La goutte a aussi ses déterminations nerveuses articulaires, moins communes que le rhumatisme, mais donnant lieu souvent à des rétrocessions viscérales plus complètes, et se transportant avec plus de facilité et pour des causes légères vers les organes intérieurs (Chauffard).

L'herpétisme peut-il occasionner des névralgies articulaires? M. Gigot-Suard, dans son chapitre sur les herpétides articulaires, en fait une de ses divisions qu'il distingue en deux espèces, selon qu'il existe ou pas de craquements articulaires, et de plus, il admet une arthralgie avec congestion caractérisée par de la douleur, de la tuméfaction et l'apyrexie.

Et dans ce même chapitre il ajoute, avec raison, et il admet en cela l'opinion que M. Cornil avance dans les Archives de 62. « L'élément douleur ne suffit pas pour caractériser le rhumatisme, autrement l'arthropathie simple ou arthralgie serait elle-même une affection rhumatismale. Aussi je n'hésite pas à dire que c'est parce que les faits ont reçu une fausse interprétation, et qu'on a attribué aux douleurs articulaires, dans la diathèse dartreuse, une signification qu'elles n'avaient pas en réalité, qu'on a exagéré et mal défini la relation qui existe entre les affections des articulations et les lésions de la peau. »

L'impaludisme a aussi été accusé de produire des troubles névralgiques articulaires, dont le caractère principal serait, comme on le sait, l'intermittence. Dans quelques cas, la névralgie articulaire peut constituer une véritable fièvre larvée. Quant à la scrofule, elle ne présente pas souvent ce mode de réaction, bien que, s'il m'en souvient, Graves en cite des exemples dans un endroit de son livre. Mais, en général, on peut dire avec M. Bazin que la sensibilité générale est ordinairement émoussée, et que bien souvent les névropathies qu'on observe ne sont que des symptômes d'hystérie et d'autres névroses. La syphilis, au contraire, présente souvent ce genre de phénomène. Sur 254 observations, analysées par MM. Gros et Lancereaux, ces auteurs l'ont rencontré 31 fois. Ces hyperesthésies articulaires accompagnent le début de la première période de la syphilis, s'observant souvent chez l'homme, comme nous avons eu l'occasion de le voir dans le service de M. Vidal chez le nommé Texidor, mais plus fréquentes encore chez la femme. Les articulations deviennent douloureuses dans les mouvements, tantôt à la pression et pendant le mouvement. D'autres fois, au contraire, elles sont calmées par la pression. Leur siége principal est dans les épaules, les genoux, les coudes et les poignets, offrant cette particularité de s'accroître pendant le repos et de se dissiper par l'exercice, d'être soumises à une sorte d'intermittence, et se manifestant le soir par des paroxysmes qu'exaspère la chaleur du lit. M. Fournier fait remarquer que bon nombre de prétendues douleurs articulaires se convertissent en myosalgies, en ténosite, en périostites, en névralgies, et qu'il faut contrôler l'assertion du malade par une constatation directe ; que de même il faut les distinguer des fluxions articulaires qui offrent des caractères particuliers de fixité, d'exacerbation nocturne, d'évolution rapide et d'absence de réaction sur les séreuses cardiaques, dont nous avons donné plus haut la symptomatologie. M. Verneuil a étudié cette question dans la *Gazette hebdomadaire* de 1868, et il cite quatre observations de femmes syphilitiques, dont deux présentaient une tuméfaction tendineuse du dos de la main, comme on l'observe chez les saturnins, en même temps que de l'arthralgie spécifique. Il en conclut, comme M. Fournier, que l'arthralgie semblerait d'après cela être aussi l'expression de la synovite. On explique ainsi les différences dans les caractères de la douleur que j'ai signalée plus haut. Il est donc nécessaire ainsi de suivre le conseil exprimé plus haut par M. Lasègue, à propos de l'arthrite déformante, et faire l'étude anatomique de la région. On pourra ainsi constater que souvent, en même temps qu'il y a une fluxion cutanée, il y a également une fluxion séreuse.

Ordinairement ces arthralgies coïncident avec la roséole, mais elles peuvent aussi faire partie du cortége symptomatique de la syphilis gutturale. Dans le traité des angines du professeur Lasègue, on lit en effet que « la syphilis gutturale débute chez certains sujets par des accidents fébriles, des douleurs articulaires mal définies, un malaise également vague. » Quand la syphilis se fait sous cette forme, elle est, et tous les praticiens auront la bonne foi de le reconnaître, singulièrement trompeuse. Je me contenterai, ajoute-t-il, de rappeler combien l'angine rhumatismale subaiguë est rare, et pour la roséole, comme pour toute éruption douteuse de la gorge, quand les malades accusent des douleurs indécises dans les jointures, persistant pendant plusieurs jours sans fièvre, le plus pratique et le plus sage est de poser la question de l'intoxication syphilitique, quitte à la résoudre par la négative après mûr examen. » Suit une observation à l'appui.

M. Fournier insiste de plus sur cette différence diagnostique que, chez la femme, on ne rencontre pas de point anesthésique, coïncidant avec de l'hyperesthésie, comme cela se voit dans l'hystérie.

Il y a donc, en définitive, dans la syphilis trois espèces d'arthropathie : l'arthralgie simple, l'arthropathie secondaire qui peut revêtir l'allure du rhumatisme, et enfin l'arthropathie tertiaire qui simule la tumeur blanche, ayant chacune leur symptomatologie propre : douleurs, fluxions articulaires multiples, détermination unique de la diathèse dans le troisième cas.

Enfin les névralgies articulaires se retrouvent dans les névroses. M. Cerise distingue trois formes de la surexcitation nerveuse qu'il appelle ganglionnaire sensorio-motrice et psycho-cérébrale, trouvant chacun leur type très-accusé dans la névropathie protéiforme, l'hystérie et l'hypochondrie. La première diffère de la seconde par l'absence de convulsion, mais comme elle s'associe souvent à l'hystérie, nous en parlerons avec elle. L'arthralgie s'observe parfois chez les hypochondriaques, et ce sont eux qu'on est souvent disposé à traiter de simulateursmais ils n'en éprouvent pas moins des douleurs exagérées, mais réelles. Le nom de psycho-cérébrale que lui donne M. Cerise indique suffisamment la localisation centrale, la forme psychique de la douleur qui se rapproche bien plus de l'hallucination, que de ce qu'on est convenu d'appeler la souffrance physique.

J'arrive à la névrose par excellence, l'hystérie. Les névralgies articulaires ont été étudiées d'abord par MM. Brodie, Barwells, Skey, puis par MM. Robert, Briquet, Verneuil, et les auteurs allemands dont les noms sont cités dans le courant de cette étude.

A la suite d'une peur soudaine, ou par crainte d'avoir une maladie de jointure dont a souffert un proche parent (Esmarck), l'hystérique est prise de douleur vive, et bientôt de contraction des muscles qui environnent une articulation, et alors elle présente des signes objectifs et subjectifs particuliers. Voici la description que Brodie trace de main de maître.

« Les malades accusent dans la hanche et le genou une douleur qui s'exaspère par la pression et par les mouvements du membre. La malade reste étendue sur son lit ou sur un sopha sans pouvoir changer de position ; on serait tenté de dire : ne sont-ce pas là les signes d'une inflammation coxo-fémorale? Mais poursuivons notre examen : la douleur n'est pas fixée sur un seul point du membre, elle l'occupe en entier. La malade se plaint et pousse même des cris si l'on presse sur la hanche ; mais elle crie également quand on presse sur le bassin, sur le côté jusqu'au niveau des fausses côtes, sur la cuisse ou sur la jambe aussi bas que le cou-de-pied. Mais sur tous ces points la sensibilité réside presque exclusivement dans les téguments ; si l'on soulève la peau au-dessus des parties sous-jacentes, et si en même temps on la pince, la malade accuse une douleur beaucoup plus vive que si l'on refoule fortement la tête du fémur de bas en haut contre la cavité cotyloïde. La malade paraît souffrir d'autant plus que son attention est plus fixée sur l'examen auquel le chirurgien se livre ; si l'on parvient à occuper son esprit pendant qu'on examine le membre, elle se plaindra à peine pour une pression qui sans cela lui eût arraché des cris affreux.

Les muscles fessiers sont à leur état normal, et l'on ne remarque pas cet aplatissement des fesses que l'on observe dans les maladies inflammatoires de la hanche. On ne trouve pas non plus dans la coxalgie douloureuse ces recrudescences nocturnes de la douleur qui manquent rarement au contraire dans la coxarthrocace, et qui in-

terrompent le sommeil des malades; la douleur peu
quelquefois les tenir éveillées, mais lorsqu'elles sont par-
venues à s'endormir, elles ne se réveillent pas.

Enfin cet état de choses peut durer des mois et même
des années entières sans qu'il en résulte de fâcheuses
conséquences pour les mouvements de l'articulation.
Quelquefois il survient un peu de gonflement soit dans la
cuisse, soit dans les fesses; mais ce gonflement qui n'ab-
cède jamais me paraît dû simplement à un état de tur-
gescence des petits vaisseaux. Cette tuméfaction qui résulte
le plus souvent de l'application intempestive de révulsifs
énergiques, est parfois circonscrite et pourrait faire croire
à l'existence d'un abcès; mais dans ce cas elle ressemble
bien plus à une grosse élevure d'urticaire qui a un foyer
et pour un observateur attentif, la méprise n'est guère
possible.

J'ai dit que dans les affections douloureuses de la
hanche il n'y a ni amincissement des muscles fessiers,
ni aplatissement des fesses, cela est vrai, mais on trouve
assez fréquemment dans cette région un état fort remarquable : le bassin est saillant en arrière, en même temps
qu'il se relève du côté malade de manière à former un
angle aigu avec la colonne vertébrale. Le membre paraît
alors raccourci, et quand le malade est debout, le talon ne
touche pas le sol. Il n'y a là d'ailleurs qu'un raccourcissement apparent tenant à la contracture de certains muscles.»

Et Brodie ajoute : le membre paraît froid, pâle et
revenu sur lui-même; dans la soirée la peau devient
chaude, rouge et brillante ; pendant la nuit, cette congestion, due à une paralysie vasculaire locale, disparaît pour
reparaître à heure fixe, parfois d'une façon aussi régulière que les accès de fièvre intermittente. Remarquons

ici que la douleur suit complètement la même marche.

Ce que Brodie avait observé à la hanche, et dans les articulations de la colonne vertébrale, on l'a ensuite observé au genou, au coude (Follin) au cou-de-pied, à l'épaule, trois fois sur quatre, dit M. Briquet, elle occupe les membres inférieurs. La préexistence de la douleur, l'apparition ultérieure d'une contracture et quelquefois d'une paralysie, la forme paroxystique de douleurs et la constatation des points douloureux prouvent que dans la plupart des cas c'est bien une névralgie à laquelle on a affaire, et que si la pathologie générale enseigne que la névrose se manifeste tantôt par la douleur, tantôt par le spasme, la succession des phénomènes permet de faire la part de ces deux éléments. Il faudra donc distinguer les arthralgies des contractures symptomatiques. A ce titre, l'observation si intéressante, rapportée par M. Verneuil, de la nommée Ernestine Baron me paraît bien être une véritable névralgie articulaire (bien que je la retrouve dans la thèse de M. Desplat sur les névralgies utérines avec un nouvel élément de diagnostic de plus, l'affection de la matrice, ce qui ferait ranger ce cas avec les arthralgies sympathiques. Mais ce n'est pas toujours une névralgie, et une femme dans le service de M. Vidal n'avait manifestement qu'un torticolis, dont l'hyperesthésie ovarienne provoquée démontra la nature, alors que, au premier abord, on pouvait croire à un mal de Pott.

Quoi qu'il en soit, on voit que les caractères de la douleur sont loin d'être superficiels : diffuse, brusquement alternante, quelquefois se développant surtout du côté gauche, chez des sujets en proie à des accidents hystériques, non exaspérée par la pression des surfaces articulaires, bien qu'on voie quelquefois le contraire, aug-

mentée par les émotions morales, s'accompagnant d'a-
nesthésie et d'hyperesthésie cutanée et parfois de troubles
vaso-moteurs tels qu'on a pu confondre avec un rhumatisme une tumeur blanche, une arthrite sèche. Les faits
sont nombreux qui donnent la preuve de ces erreurs, et
il suffit de lire Brodie, Georget, Esmarck et les auteurs
modernes pour comprendre l'importance que l'on doit
attacher à cette étude, car les causes d'erreurs sont multiples. En effet le caractère de tiraillement de la douleur
l'a fait prendre pour un rhumatisme; le rhythme pulsatif
qu'elle offre parfois porte la malade à la comparer à la
sensation d'un doigt enflammé; la tuméfaction peut faire
craindre un phlegmon, ou un œdème local, auquel cas
Brodie faisait des ponctions avec une aiguille sans trouver
de sérosité, la crépitation que l'on entend parfois à distance semble indiquer une érosion des cartilages ou une
carie sèche; la contracture musculaire, et les déviations
du bassin font soupçonner une tumeur blanche, quand
la névralgie siége à la hanche. M. Verneuil a insisté à la
Société de chirurgie sur ces formes diverses, et en a
montré l'importance en en faisant une des formes de
coxalgie qu'il appelle spasmodique. Il faut donc étudier
avec soin la malade et on arrivera au diagnostic par l'examen des causes, des symptômes et du traitement.

Les causes montreront que l'influence morale a eu une
grande part dans la production de la maladie; les symptômes indiqueront un contraste frappant entre la durée
et l'intensité de l'affection, et le peu de changement
local, l'existence d'autres phénomènes hystériques, et
surtout l'hyperesthésie ovarienne, parfois un chiffre inégal
dans la mensuration en faveur du côté sain, enfin le trai-

tement fera voir que tous les moyens efficaces contre les jointures malades sont nuisibles ou inutiles. A l'aide de ces données on pourra établir son diagnostic d'une façon à peu près certaine. Mais il restera à savoir si en dehors de toute lésion articulaire, il y a névralgie ou contracture; je ne vois d'autre moyen d'y répondre qu'en s'adressant à la succession chronologique de ces deux phénomènes. Bien plus, on peut se demander si à la suite de cette immobilité prolongée, on ne peut pas voir se produire ces altérations articulaires signalées par Tessier en 1852; il faut avouer qu'ici le problème se complique, et qu'une réponse décisive est impossible. Quelques auteurs pourtant ont signalé des faits de ce genre.

Reyher a étudié récemment les lésions articulaires déterminées par l'immobilité prolongée, et il en a conclu qu'il pouvait y avoir une dégénérescence celluleuse des cartilages, excepté au point de contact, sans ankylose fibreuse ou cartilagineuse. Au contraire, à la suite d'immobilité, de mouvements communiqués et d'une nouvelle immobilité, il survenait une synovite hyperplastique, caractérisée par la formation de nouveaux replis synoviaux s'étendant entre les cartilages, amenant leur destruction et aboutissant à l'ankylose.

Ce serait sortir du cadre que nous nous sommes tracé que de passer en revue les différentes espèces d'arthralgie hystérique; mais je dois insister sur l'utilité énorme qu'il y a à le connaître. Je n'en veux pour preuve que ces paroles de Brodie à propos de la rachialgie : « J'ai vu, je ne dirai pas quelques-unes, mais un nombre considérable de jeunes femmes condamnées à passer plusieurs années à garder la position horizontale ou à être tourmentées par des sétons, des moxas, des cautères et que l'air, l'exercice, les distractions auraient guéries en quelques mois.

La lecture de la thèse de Beaujolin ne fait que confirmer les paroles de l'illustre médecin anglais. Beaujolain passe en revue les différentes espèces de rachialgie, et je renvoie à son travail pour ce diagnostic. Je rappellerai seulement ici, en terminant, que, dans l'arthralgie qui occupe le genou, la jambe est étendue, tandis que c'est ordinairement le contraire dans les affections organiques qui y ont leur siége; de plus, on y trouve deux points douloureux, un à droite, à la partie interne de la rotule, un à gauche à la partie externe. (Blum-Berger, Archives de médecine, 74.)

Là doit se borner notre description.

Un dernier mot. Cette thèse était terminée lorsque parut la thèse d'agrégation de M. Blum ; je me fais un devoir d'y renvoyer le lecteur. Il trouvera là le développement nécessaire sur ce sujet intéressant.

CONCLUSION.

Si pour obéir à l'habitude, je devais poser ici des conclusions, je dirais que si d'un côté, j'ai cherché dans le
cours de cette étude à montrer le rôle de la douleur articulaire comme symptôme, et comme élément morbide
proprement dit; d'un autre côté, on peut envisager ce
travail comme démontrant que malgré la part immense
d'action morbide qu'il faut accorder à l'arthritisme, il se
présentait des cas, sans nombre également, où il n'y avait
que le masque du rhumatisme, et que pour cette raison,
l'on pourrait l'intituler : des pseudo-rhumatismes. Ce
travail, dont je pourrais dire : ceci est une thèse de bonne
foy, je le soumets avec confiance à la bienveillante appré-
ciation de mes juges.

Paris. A. PARENT, imprimeur de la Faculté de Médecine, rue M^r-le-Prince,

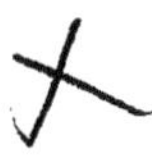